Mosaik bei
GOLDMANN

Buch

Frauen rauchen aus anderen Gründen als Männer – und sie hören auch aus anderen Gründen auf.
All jenen Frauen, die bereit sind, mit dem blauen Dunst endgültig Schluss zu machen, weist dieses Buch auf humorvolle und eingängige Weise den richtigen Weg. Allen Carr räumt auf mit dem Mythos, dass man an Gewicht zulegt, wenn frau sich vom Glimmstängel trennt, und erklärt, wie man der eigenen Abhängigkeit die rote Karte zeigt. Ohne schulmeisterliche Belehrungen und Schreckensszenarien macht er deutlich, was Rauchen wirklich bedeutet. Der Erfolg gibt ihm recht. Millionen Menschen weltweit haben sich mithilfe der Allen-Carr-Methode von der Zigarette verabschiedet.

Autor

Der Bestsellerautor Allen Carr hat mit seinen Büchern weltweit Millionen Menschen von der Nikotinsucht befreit, indem er ihnen zeigte, wie sie mit seiner einzigartigen Methode ganz einfach und wie von selbst ihre Probleme hinter sich lassen. Durch den großen Erfolg seiner Selbsthilfemethode erlangte Carr internationales Ansehen. Weltweit gibt es »Carr-Standorte« mit speziell ausgebildeten Trainern. Allen Carr starb im November 2006 im Alter von 72 Jahren an Lungenkrebs. Im persönlichen Umfeld des Verstorbenen wird vermutet, dass jahrelanges Passivrauchen bei seinen Nichtraucherseminaren zu seiner Erkrankung beigetragen hat.

Von Allen Carr außerdem bei Mosaik bei Goldmann
Endlich Nichtraucher! (13664, 16401) · Für immer Nichtraucher!
(16293) · Endlich Nichtraucher – für Frauen (16542) ·
Endlich Wunschgewicht! (16117) · Endlich frei von Flugangst!
(16288) · Endlich ohne Alkohol! (16503) · Endlich frei von Sorgen!
(16433, 16740) · Allen Carrs Nichtraucher-Tagebuch (16682) · Nie
wieder Kater! (16806) · Endlich Nichtraucher für Lesemuffel (16964) ·
Endlich erfolgreich! (16432, 16818) · Das große Allen-Carr-
Nichtraucher-Buch (17012)

Allen Carr

Mit Illustrationen von Bev Aisbett

Endlich Nichtraucher für Lesemuffel – für Frauen

Es ist leichter, als Sie denken, mit dem Rauchen Schluss zu machen

Aus dem Englischen
von Gabriele und Katharina Zelisko

Mosaik bei
GOLDMANN

Alle Rätschläge in diesem Buch wurden vom Autor und vom Verlag sorgfältig erwogen und geprüft. Eine Garantie kann dennoch nicht übernommen werden. Jegliche Haftung des Autors beziehungsweise des Verlags und seiner Beauftragten für Personen-, Sach- und Vermögensschäden ist daher ausgeschlossen.

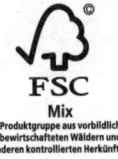

FSC
Mix
Produktgruppe aus vorbildlich
bewirtschafteten Wäldern und
anderen kontrollierten Herkünften

Zert.-Nr. SGS-COC-1940
www.fsc.org
© 1996 Forest Stewardship Council

Verlagsgruppe Random House FSC-DEU-0100
Das für dieses Buch verwendete FSC-zertifizierte Papier *Munken Print*
liefert Arctic Paper Munkedals AB, Schweden.

1. Auflage
Deutsche Erstausgabe Juni 2009
© 2009 der deutschsprachigen Ausgabe
Wilhelm Goldmann Verlag, München,
in der Verlagsgruppe Random House GmbH
© 2008 der Originalausgabe Allen Carr's Easyway (International) Limited
Originaltitel: Allen Carr's Illustrated Easy Way for Women to Stop Smoking
Originalverlag: Arcturus Publishing Limited
Umschlaggestaltung: Uno Werbeagentur, München
unter Verwendung einer Illustration von Bev Aisbett
Illustrationen: © 2007 Bev Aisbett
Redaktion: Ulrike Erbertseder
Satz: Uhl + Massopust, Aalen
Druck und Bindung: GGP Media GmbH, Pößneck
CB · Herstellung: IH
Printed in Germany
ISBN 978-3-442-17076-0

www.mosaik-goldmann.de

Inhalt

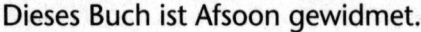

Dieses Buch ist Afsoon gewidmet.

Über Allen Carr's Easyway

Allen Carr trieb der Konsum von täglich hundert Zigaretten zur Verzweiflung, bis er 1983, nach unzähligen Versuchen aufzuhören, endlich *die* Methode entdeckte, auf die die Welt schon so lange gewartet hatte – **Easyway, die einfache Art, mit dem Rauchen Schluss zu machen**.

Sein Netz an Standorten umspannt heute den ganzen Erdball. In 100 Städten, verteilt auf mehr als 30 Länder, gibt es Niederlassungen von Easyway. Die Adressen finden Sie am Ende dieses Buches, ebenso einen Ermäßigungsgutschein, den Sie bei Buchung eines Seminars an einem beliebigen Standort einlösen können. (Sie werden ihn selbst nicht mehr brauchen – geben Sie ihn an eine Freundin oder einen Freund weiter, denen er von Nutzen sein wird.) Die Institute erstatten bei Nichterfolg die Seminarkosten zurück, die Erfolgsquote liegt bei 90 Prozent.

Allen Carr's Easyway-Methode wird auch ausführlich in Büchern, Hörbüchern und auf DVD erklärt. Genaue Informationen darüber und über andere Bücher, in denen Easyway erfolgreich auf Probleme wie Alkohol, Gewichtskontrolle, Flugangst oder übermäßige Sorgen angewandt wird, finden Sie auf www.allen-carr.de.

Bevor wir loslegen…

Wahrscheinlich wollen Sie schon längst mit dem
Rauchen aufhören (welche Raucherin will das nicht?)
und befürchten, dass es **SCHWIERIG** ist und
enorme **WILLENSKRAFT** erfordert.

Der Name »Easyway« ist ein Hinweis darauf,
dass dem nicht so ist.

Diese Methode zeigt Ihnen den einfachen »Dreh«,
wie Sie sich selbst vom Verlangen nach einer Zigarette
befreien können – schnell und einfach.

MACHEN SIE SICH LOCKER!

LESEN SIE WEITER,
und am Ende dieses Buches haben Sie
den »Dreh« raus!

Sie müssen nur die folgenden Anweisungen
ausführen…

Anweisungen

1. GEHEN SIE UNVOREINGENOMMEN AN DIE SACHE HERAN.

2. FREUEN SIE SICH, DASS SIE SICH SELBST BEFREIEN.

3. ÜBERSTÜRZEN SIE NICHTS.

4. Schreiben Sie etwas Persönliches über Ihr Ziel auf und platzieren Sie es so, dass Sie es immer sehen.

SIE SIND SCHON WEIT GEKOMMEN!

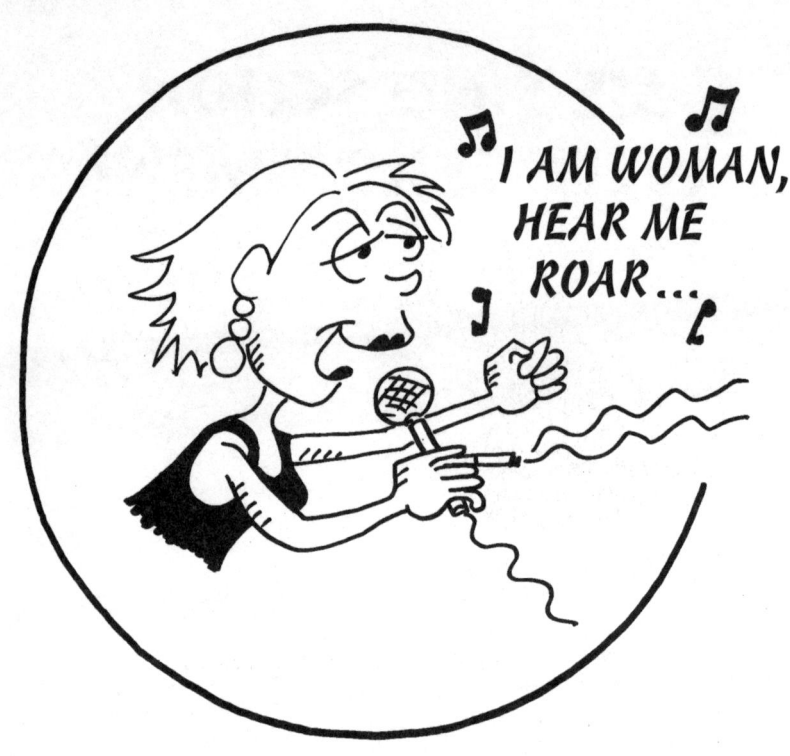

(Zitiert nach einem Song von Helen Reddy,
der als Hymne der Frauenbewegung in Amerika gilt.)

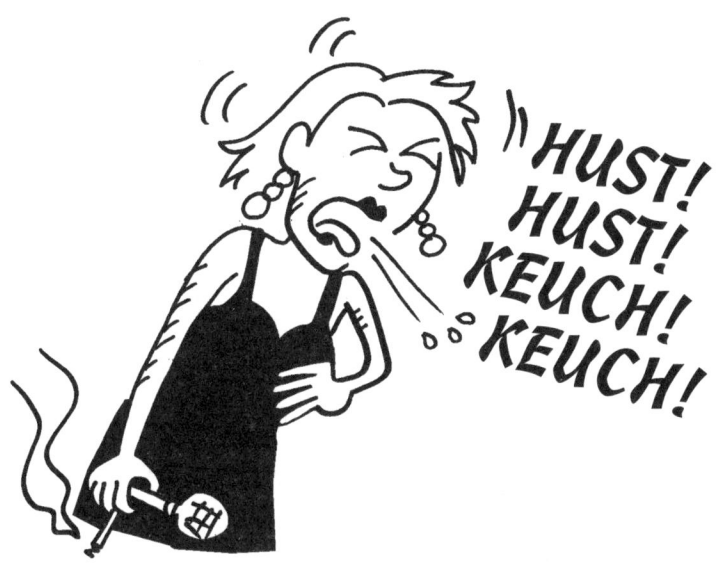

Oh mein Gott,
Sie sind tatsächlich schon weit gekommen!

Darf ich Sie
etwas fragen?

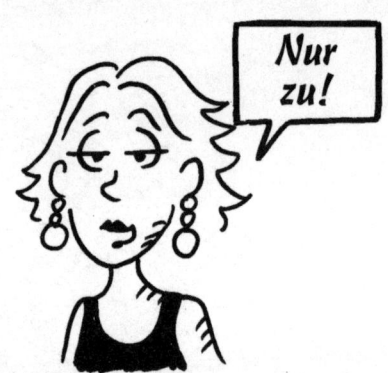

Sie würden sich selbst als
emanzipierte Frau bezeichnen, oder?

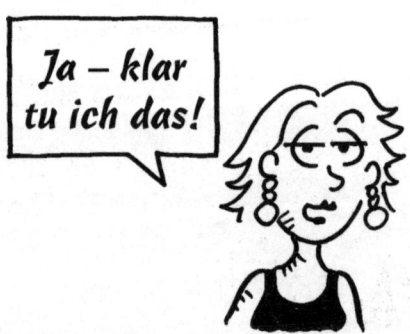

Sie denken eigenständig…

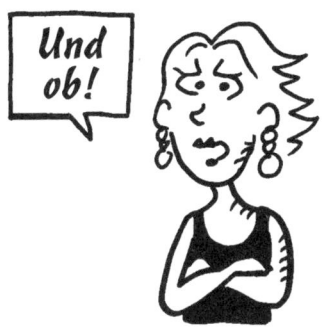

…Sie entscheiden,
wohin Sie wollen…

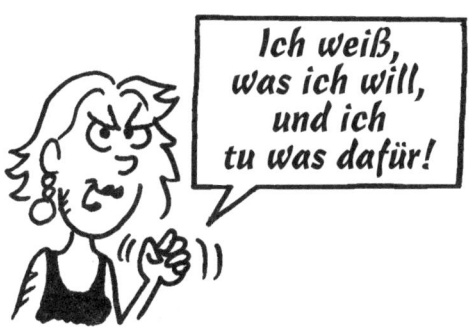

... und Sie treffen Ihre eigenen
UNABHÄNGIGEN ENTSCHEIDUNGEN?

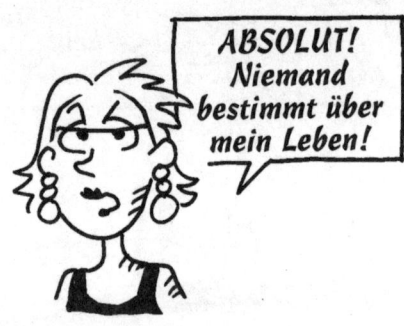

Wirklich? Schön für Sie!

Also würden Sie sagen, dass Sie als **EMANZIPIERTE** Frau
automatisch auch **FREI** sind?

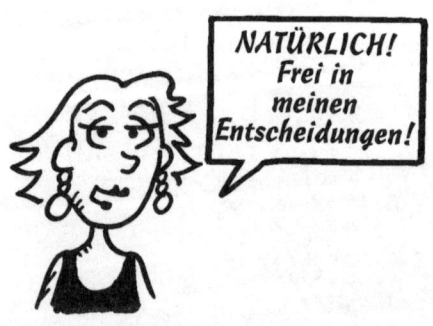

Warum **MÜSSEN** Sie dann **RAUCHEN**?

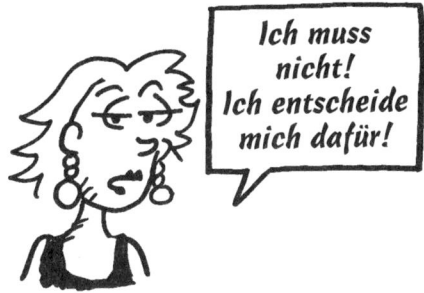

Oh, **WIRKLICH**?

Das bedeutet dann also, dass Sie sich ebenso
ENTSCHEIDEN können, *nicht* zu rauchen?

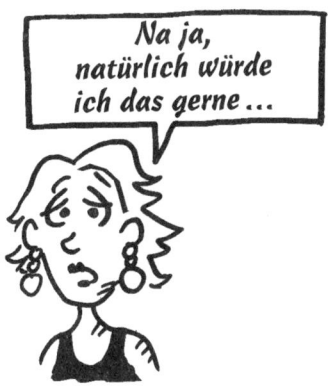

Gut, dann **ENTSCHEIDEN** Sie doch,
jetzt **SOFORT** aufzuhören!

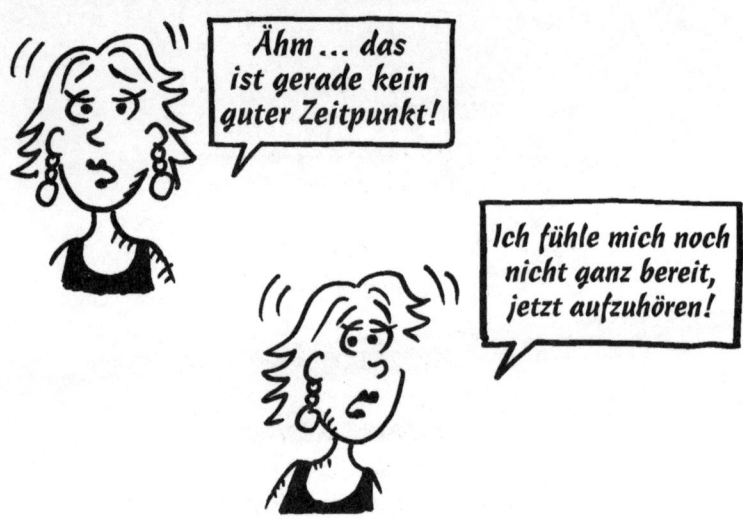

O. k. – das müssen Sie auch noch gar nicht
(dazu kommen wir später)…

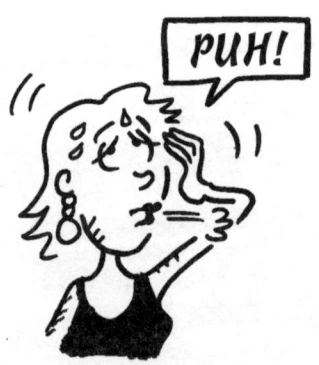

Nicht vergessen:
Sie können weiter rauchen,
bis Sie den Dreh raus haben.

Keine Sorge,
lesen Sie einfach weiter,
dann passiert es
VON SELBST!

Sie müssen sich nur
entspannen und die
Anweisungen ausführen.

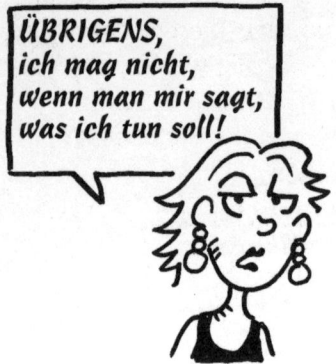

Oh, Sie wollen also nicht **KONTROLLIERT** UND **MANIPULIERT** WERDEN?

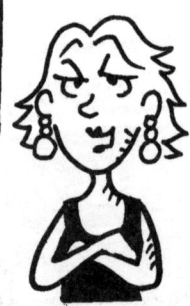

Tun Sie das *WIRKLICH?*

Wenn Sie die **WAHL** hätten, würden Sie sich entscheiden, **NICHTRAUCHER** zu sein – genau aus diesem Grund lesen Sie dieses Buch. Wie wir alle wissen, ist Rauchen **UNGESUND** und **SCHMUDDELIG** und **KOSTET EIN VERMÖGEN**. Warum tun Sie es also?

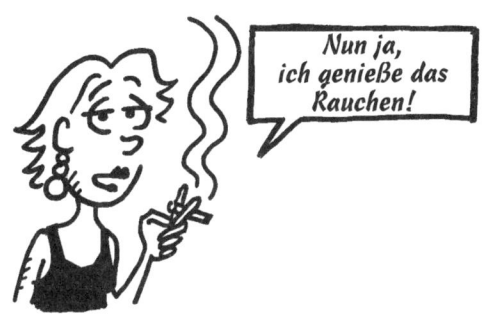

Und worin genau besteht für Sie der **GENUSS** am Rauchen?

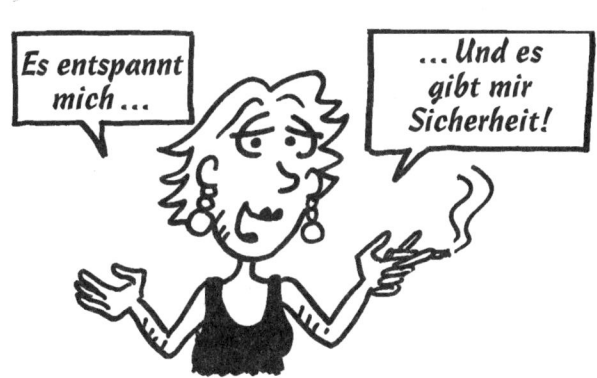

Aber **WIE** kann das Rauchen
dazu beitragen?

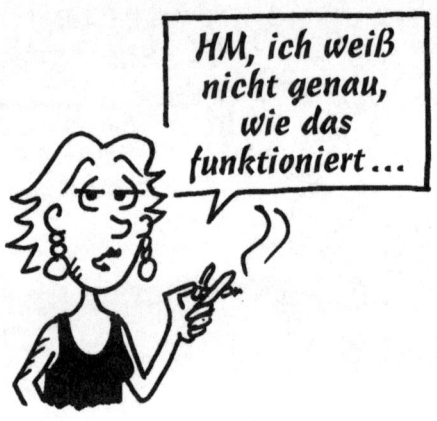

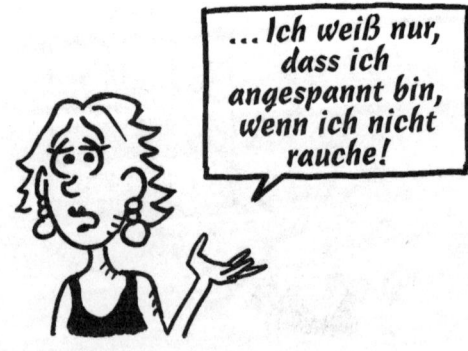

Darf ich Sie noch etwas anderes fragen?

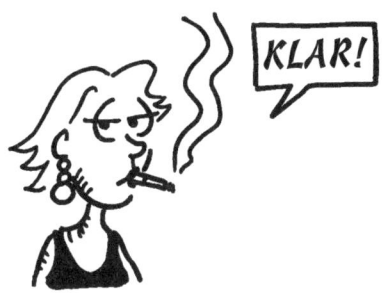

Sind Sie **FROH**, dass Sie rauchen?

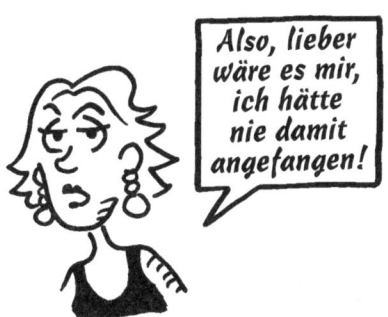

Und wenn Sie Kinder hätten (oder haben),
würden Sie sie zum Rauchen bringen wollen?

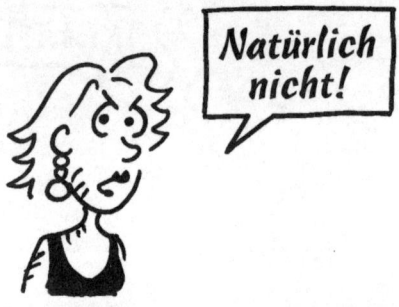

Warum haben Sie ein Buch gekauft,
in dem es darum geht, Nichtraucher zu werden,
wenn Sie das Rauchen so genießen?

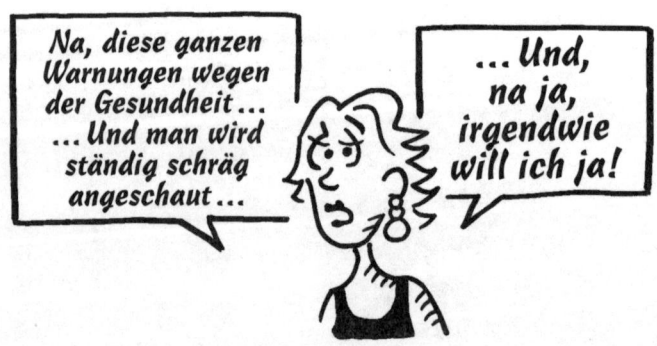

Da haben wir also ein **DILEMMA**:
Einerseits wollen Sie **RAUCHEN**,
andererseits wollen Sie **AUFHÖREN**!

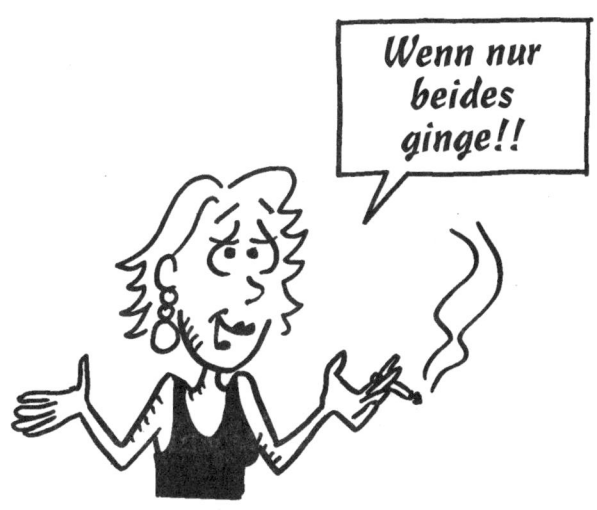

Damit sind Sie nicht alleine.

Jeder Raucher macht die Erfahrung,
in **ZWEI ENTGEGENGESETZTE RICHTUNGEN**
gezogen zu werden…

HIN- UND HERGERISSEN ZWISCHEN ZWEI LIEBHABERN

Sie wissen, dass Sie aufhören müssen,
wollen aber weiterrauchen.

Es ist, als würde man sich nicht zwischen zwei
LIEBHABERN entscheiden können.

Der eine ist **REIZVOLL**
aber **GEFÄHRLICH**...

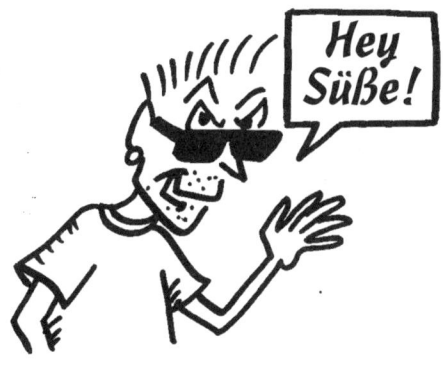

...der andere ist
ein toller Mann,
aber nicht so
AUFREGEND.

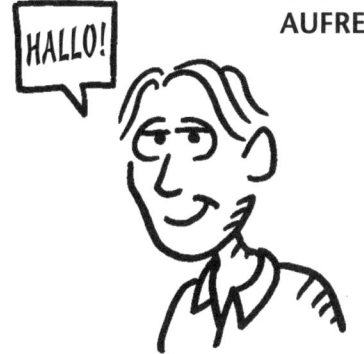

Beide flüstern Ihnen ins Ohr,
und jeder hat **ÜBERZEUGENDE ARGUMENTE.**

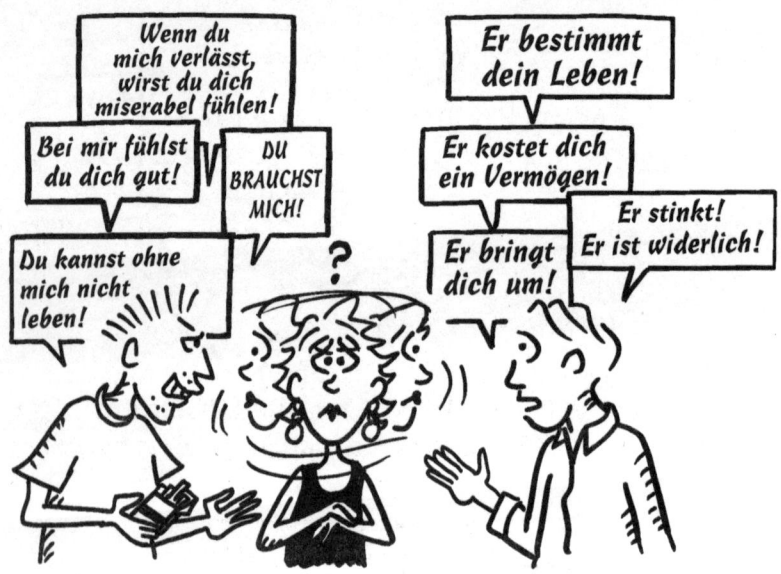

Am Ende sind Sie völlig durcheinander und
können sich nicht entscheiden.
Sie wissen, dass der **ANSTÄNDIGE KERL**
besser für Sie ist, können aber dem
VERWEGENEN SCHURKEN nicht widerstehen.

Er macht Ihnen
VERLOCKENDE VERSPRECHUNGEN,
denen Sie nicht standhalten können…

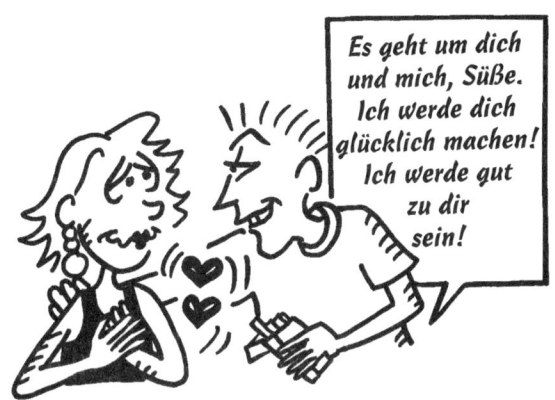

Sie wissen genau,
dass diese **VERSPRECHUNGEN** glatte **LÜGEN** sind!
Schließlich hat er Sie schon oft genug im Stich gelassen.

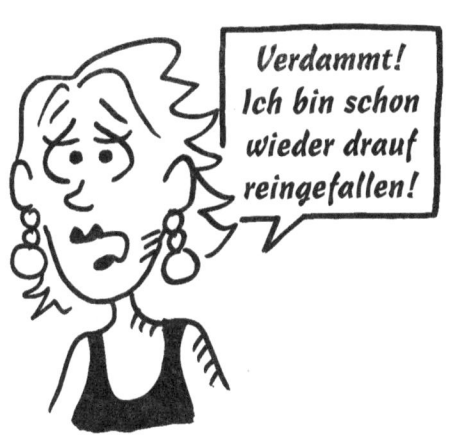

Irgendwann haben Sie von ihm
DIE NASE VOLL...

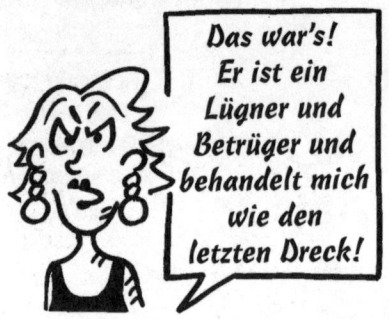

...und Sie entscheiden, dass es an der Zeit ist,
ihn zu **VERLASSEN**, und zwar endgültig!

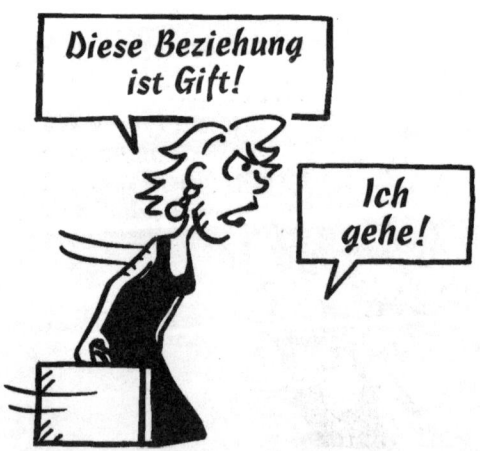

Doch **EIN ANRUF** genügt…

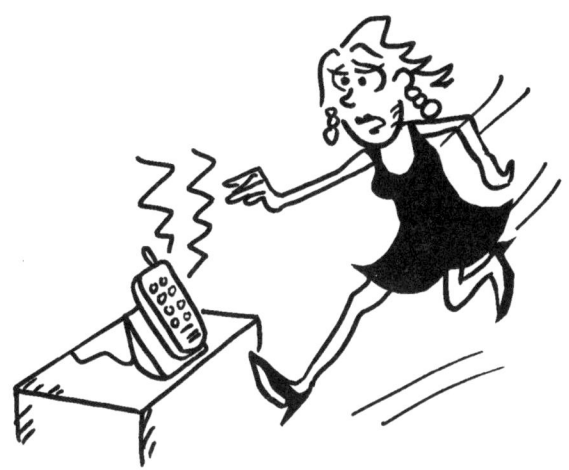

… und Sie fangen wieder
VON VORNE an!

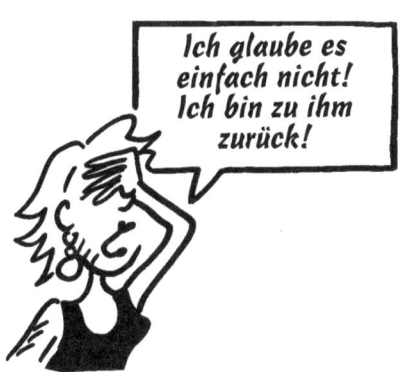

Sie kommen zu dem Schluss,
dass Sie einfach zu **DUMM**
oder zu **SCHWACH** sind,
um da wieder rauszukommen ...

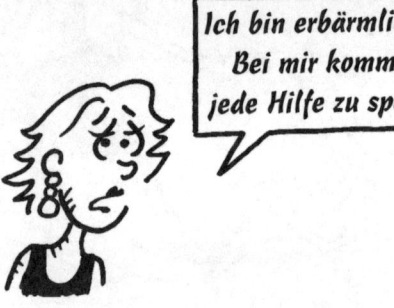

Erkennen Sie dasselbe Verhaltensmuster bei Ihrem
RAUCHVERHALTEN?

Genau so, wie Sie sich von dem
VERWEGENEN SCHURKEN abhängig fühlen,
glauben Sie, ohne Zigaretten einfach
nicht leben zu können.

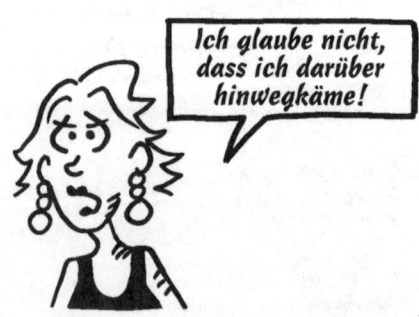

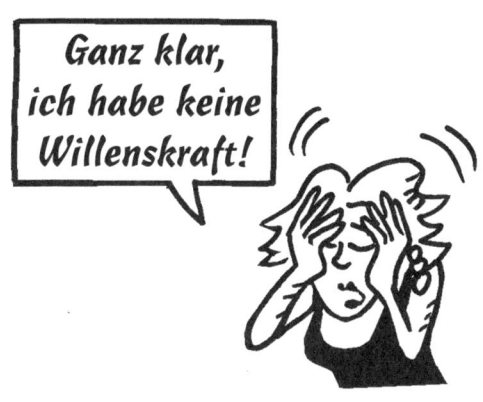

Ob Sie es glauben oder nicht,
zum Aufhören brauchen Sie keine **WILLENSKRAFT**.

Viele Menschen
erliegen dieser Vorstellung
(doch bald werden
wir alles aufklären)…

Neben der **WILLENSKRAFT** tragen auch **INTELLIGENZ,
MUT** oder **CHARAKTERSTÄRKE**
nicht unbedingt zum
Erfolg bei.

Viele **ERFOLGREICHE FRAUEN**
waren nikotinabhängig.

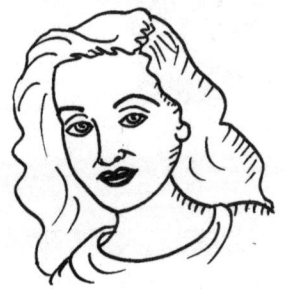

Bette Davis

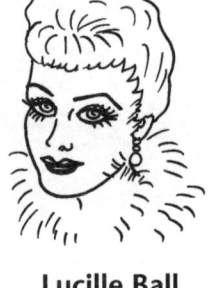

Lucille Ball

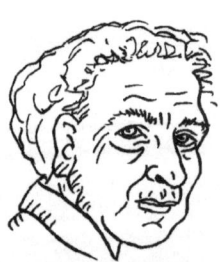

Golda Meir

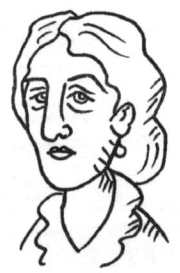

Virginia Woolf

Die Frage ist nur,
wurden sie für ihre **ABHÄNGIGKEIT** bewundert oder
für ihre **BEGABUNG** und ihr **LEBENSWERK**?

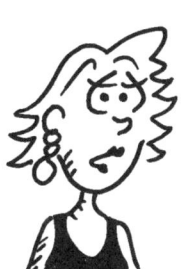

Ich weiß ja, dass es mir schadet! Aber warum kann ich nicht einfach aufhören?!

Die GUTE NACHRICHT lautet:

Sie KÖNNEN!

Aber zuerst müssen sie Ihre NIKOTINSUCHT verstehen…

DER FLUCH
DER ABHÄNGIGKEIT

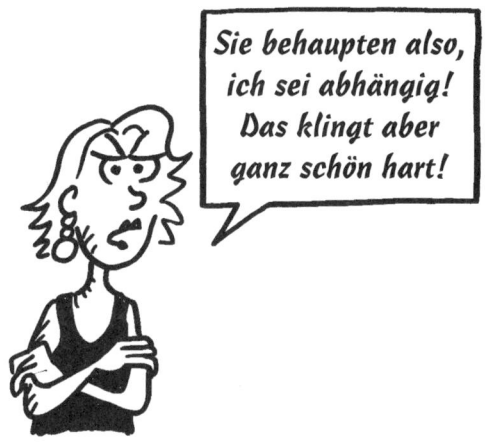

Oh, Sie denken also nicht, dass Sie **ABHÄNGIG** sind?

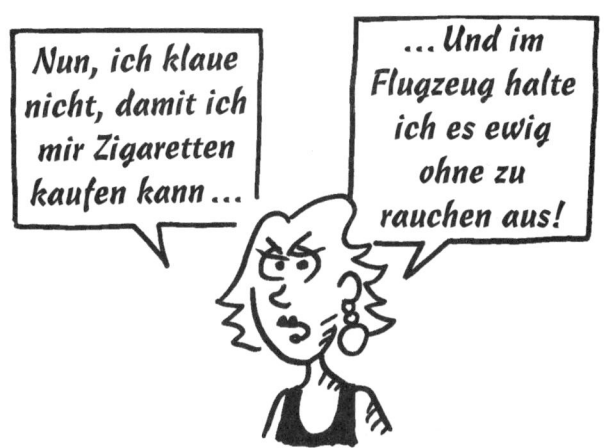

Haben Sie sich schon
mal bei jemandem
eine Zigarette
»AUSGELIEHEN«?

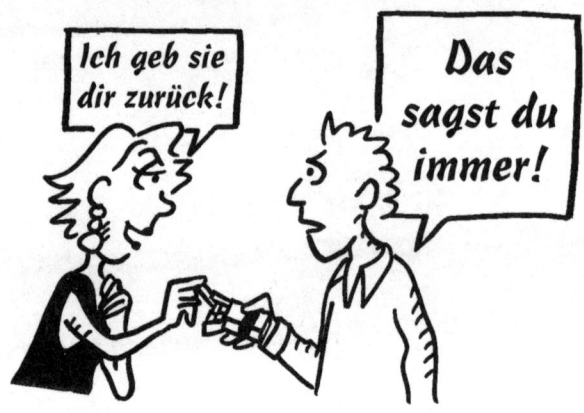

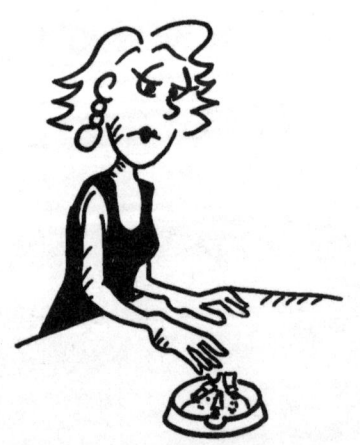

Haben Sie schon
einmal einen
KIPPENSTUMMEL
geraucht?

Würden Sie
KEINE ZIGARETTEN
kaufen,
wenn Ihre **MARKE**
aus wäre?

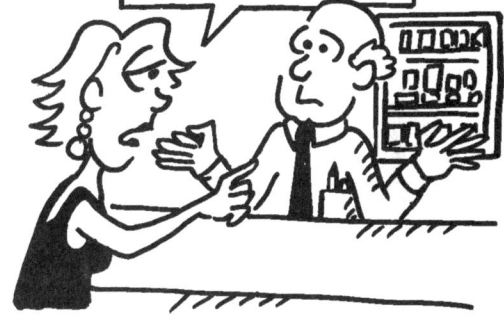

SCHÄMEN Sie sich,
oder ist es
Ihnen **PEINLICH**,
dass Sie rauchen?

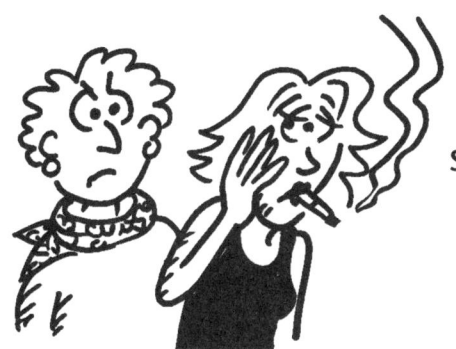

Haben Sie schon einmal – sich selbst oder anderen gegenüber – das **VERSPRECHEN GEBROCHEN,** aufzuhören?

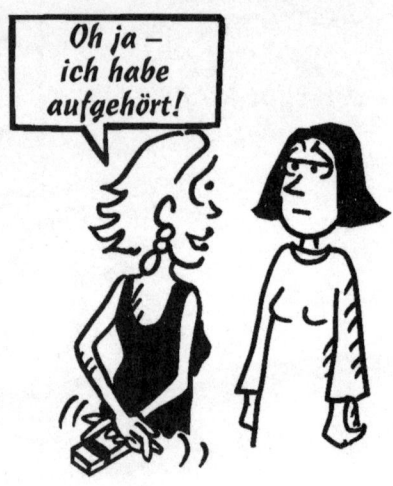

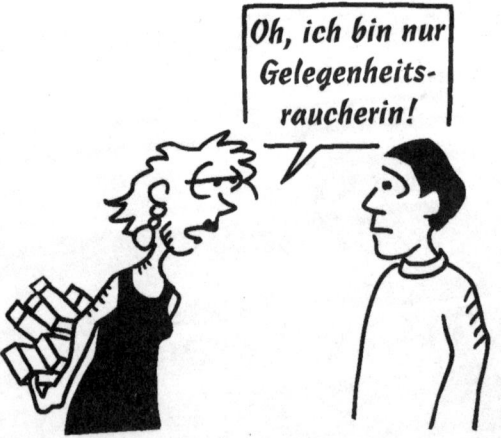

Haben Sie schon einmal bezüglich der Anzahl der Zigaretten, die Sie wirklich rauchen, **GELOGEN?**

Wie **WEIT** würden
Sie für eine
ZIGARETTE gehen?

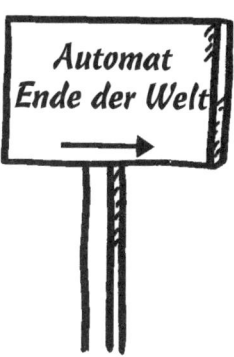

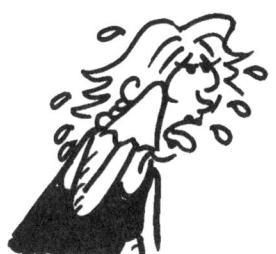

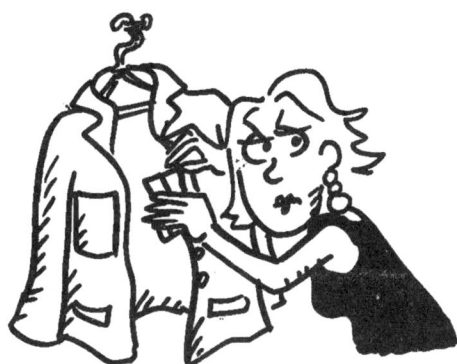

Haben Sie wegen
des Rauchens
schon einmal
etwas getan,
worauf Sie nicht
STOLZ sind?

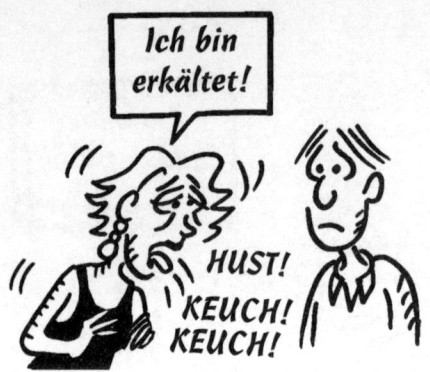

Haben Sie schon einmal **AUSREDEN** benutzt, wenn Sie wegen des Rauchens **GESUNDHEITLICHE PROBLEME** hatten?

Versuchen Sie zu **VERTUSCHEN**, dass Sie rauchen?

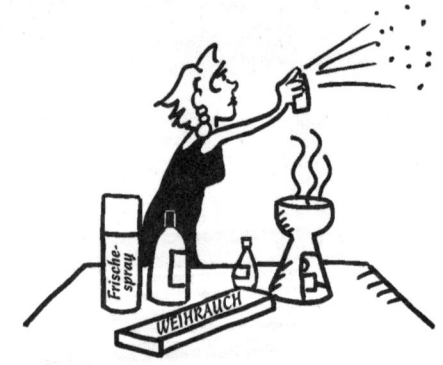

Sie **LÜGEN** also sich selbst und andere an,
Sie bringen sich in **UNANGENEHME SITUATIONEN**
und nehmen lange Wege auf sich,
um sich Ihre Dosis zu beschaffen?
Klingt das nicht nach **ABHÄNGIGKEIT**?

Raucher **ENTSCHEIDEN** sich nicht für das Rauchen.

Einmal gefangen, haben sie keine **KONTROLLE**
über ihr **RAUCHVERHALTEN**.

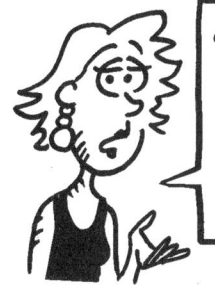

*Aber meine Nichte
Sophie raucht nur
beim Ausgehen!
Sie ist
nicht süchtig!*

Lernen wir sie kennen.

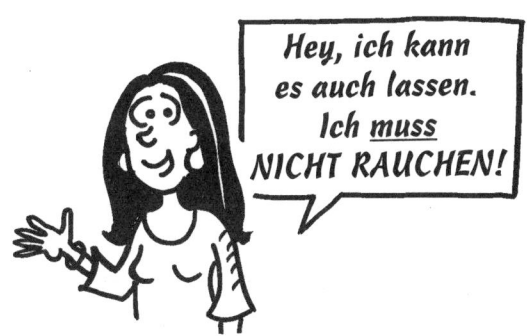

*Hey, ich kann
es auch lassen.
Ich muss
NICHT RAUCHEN!*

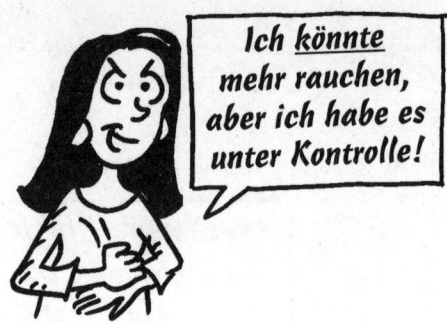

Sophie muss ziemlich **ERSCHÖPFT** sein,
muss sie sich doch ständig und immer und überall
unter **KONTROLLE** haben.

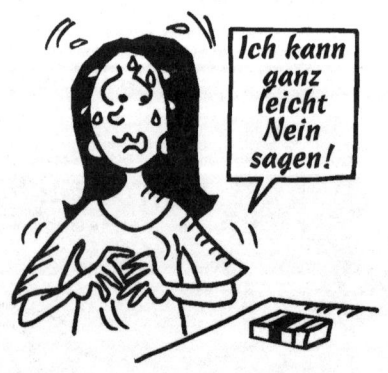

Am Anfang glauben wir alle,
das Rauchen unter **Kontrolle** zu haben.

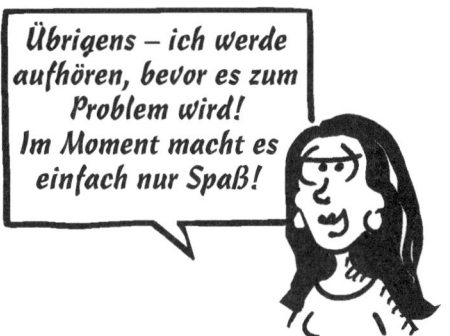

Es kommt uns gar nicht in den Sinn,
dass es eines Tages ein Problem werden könnte,
das unser Leben ruiniert. Wir sind davon überzeugt,
dass wir zum richtigen Zeitpunkt aufhören können.

Aber wann ist der richtige Zeitpunkt?
Wenn Sie keine **LUFT** mehr bekommen?
Wenn Ihr **TEINT** hinüber ist?
Wenn Ihr **HERZ** versagt?
Wenn Sie **KREBS** haben?

Irgendwie tritt dieses
»IRGENDWANN«
nicht ein, oder?

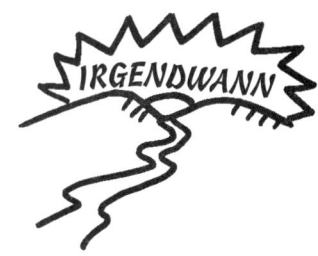

Sophie muss
KONTROLLE ausüben,
und ihre **WILLENSKRAFT**
wird ständig auf
die Probe gestellt…

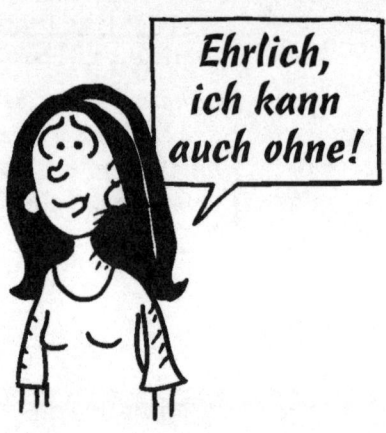

Ehrlich, ich kann auch ohne!

…und das ruft
ANSPANNUNG
hervor.

Aber die hier brauche ich jetzt wirklich!

Der Einsatz von **WILLENSKRAFT**
führt zu einem **MENTALEN KONFLIKT**,
der das Verlangen nach etwas,
auf das man zu **VERZICHTEN** glaubt, verstärkt.

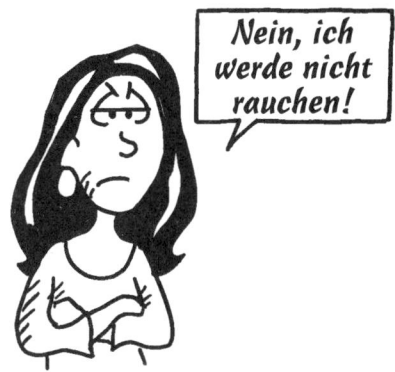

Das halten Sie vielleicht eine Weile durch,
aber Sie haben immer das Gefühl,
auf etwas **VERZICHTEN** zu müssen.

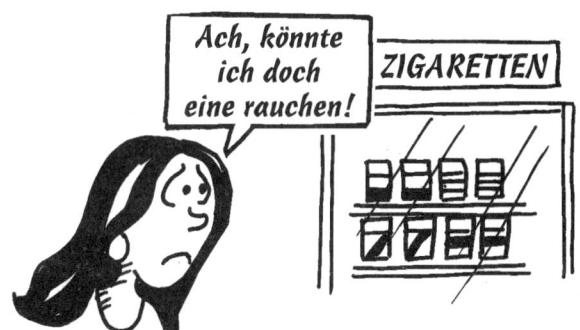

Je mehr Sie sich bemühen,
der **VERSUCHUNG STANDZUHALTEN**,
umso stärker wird das **VERLANGEN**.

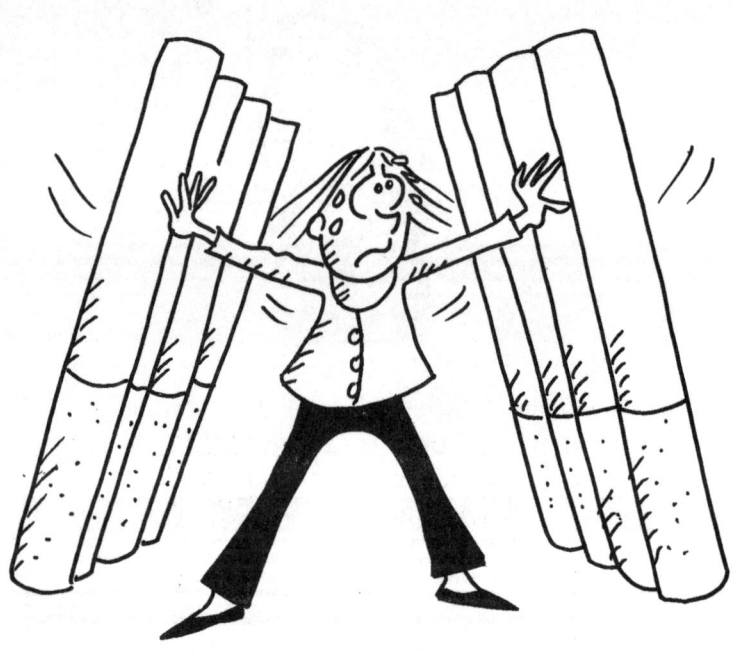

Genau das, was Sie loswerden möchten,
beschäftigt Sie am **ALLERMEISTEN**.

Letzten Endes hält Sie die **WILLENSKRAFT**
in der **ABHÄNGIGKEIT,**
weil Sie nur noch an das **DENKEN,**
was Sie zu **VERMISSEN** glauben.

Genau deshalb **FUNKTIONIEREN**
auch **ERSATZSTOFFE NICHT** – vor allem
wenn sie **NIKOTIN** enthalten.

So wird nur eine Droge durch eine andere ersetzt,
und die Abhängigkeit bleibt.

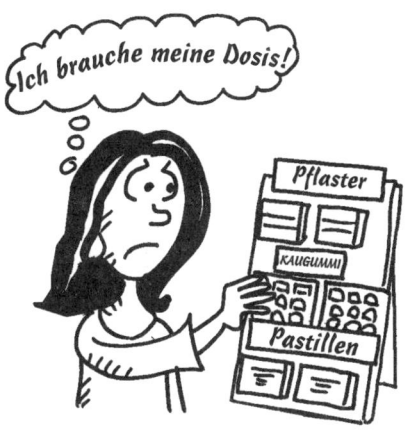

Wenn Sie immer das Gefühl haben,
auf etwas **VERZICHTEN** zu müssen, werden Sie **NIE**
eine **GLÜCKLICHE NICHTRAUCHERIN** –
und das wollen Sie doch werden!

Sehen wir uns einmal genauer an,
wie Abhängigkeit funktioniert.

In die Abhängigkeit von Zigaretten zu geraten ist ähnlich,
wie einem bösartigen **VERFÜHRER** zu erliegen.

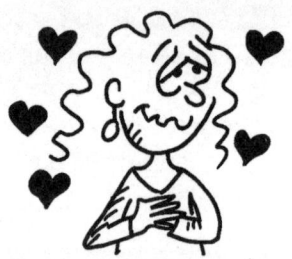

Veranschaulichen wir das mit unserem Beispiel des
VERWEGENEN SCHURKEN.

Noch leben Sie relativ glücklich und ohne Anhängsel.
Sie sind frei und unabhängig und
haben Ihr Schicksal selbst in der Hand…

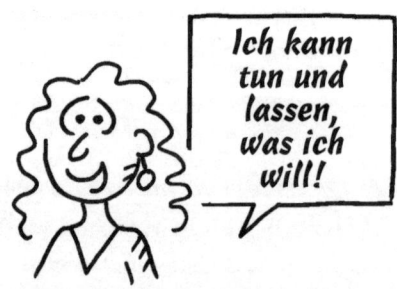

... bis Sie eines verhängnisvollen Tages diesen **GEFÄHRLICHEN**, aber **ATTRAKTIVEN** Kerl treffen.

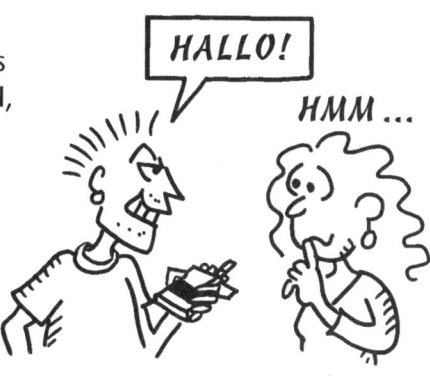

Zunächst sind Sie nicht besonders **INTERESSIERT**. Sie sind **NEUGIERIG**, geraten aber nicht wirklich in **VERSUCHUNG**.

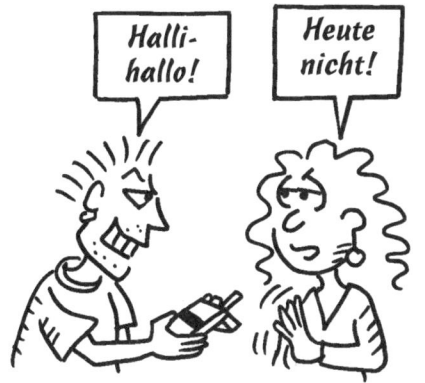

Schließlich sieht man
diesem Typen
auf hundert Meter
Entfernung an,
dass er **ÄRGER** bedeutet!

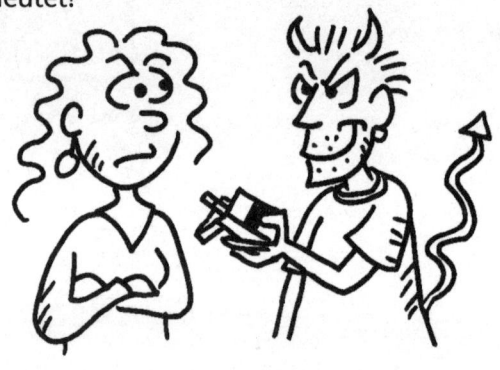

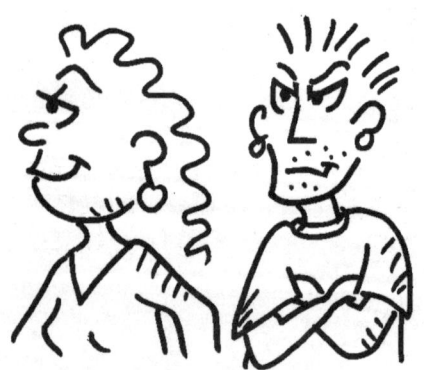

Und Sie wissen,
dass Sie viel zu
VERNÜNFTIG sind,
um auf so einen Typ
hereinzufallen.

Aber irgendetwas
an ihm ist doch
so **FASZINIEREND** ...

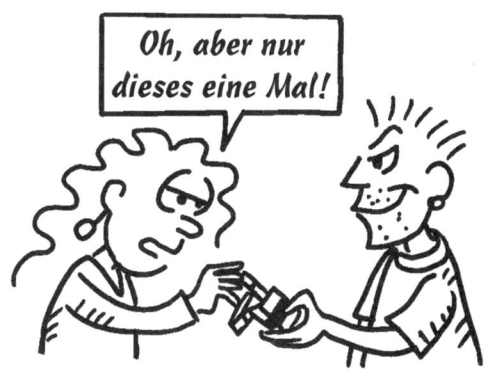

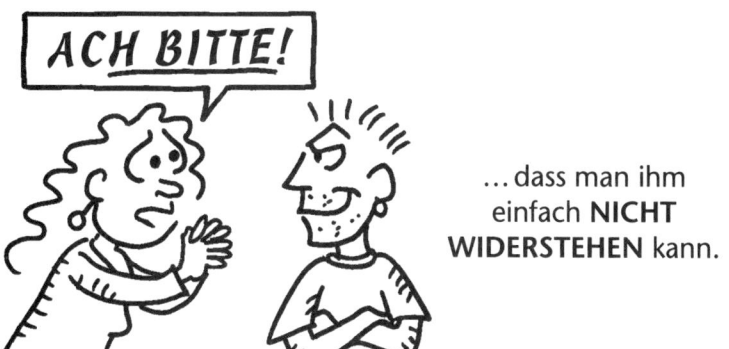

... dass man ihm
einfach **NICHT
WIDERSTEHEN** kann.

Sind Sie ihm erst
einmal verfallen,
können Sie nicht
mehr **OHNE** ihn sein...

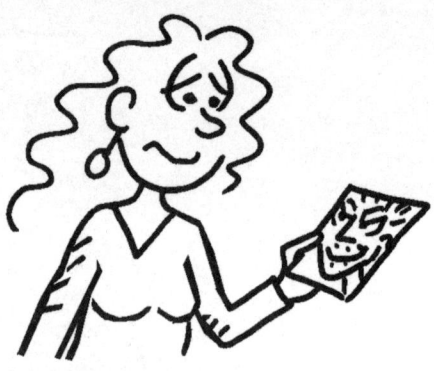

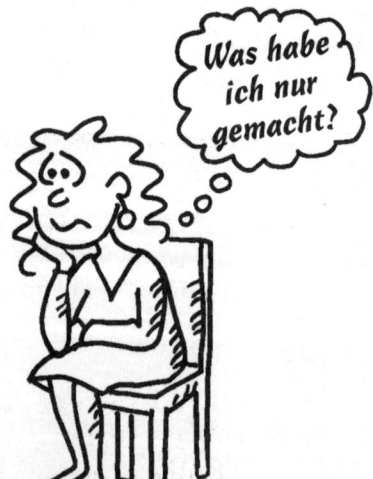

...bis Sie eines Tages
die **ERSCHRECKENDE**
ERKENNTNIS
haben...

… dass Ihnen diese Beziehung sehr **SCHADET**.

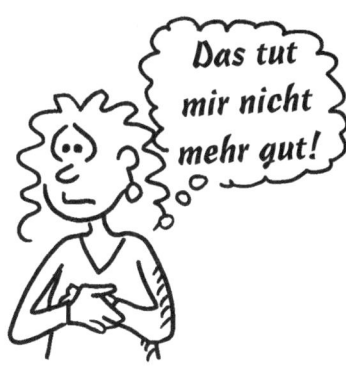

Sie nehmen die rosarote Brille ab und fangen an, alles an ihm zu hassen …

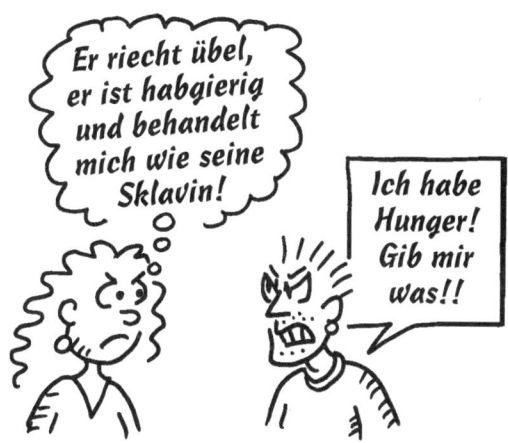

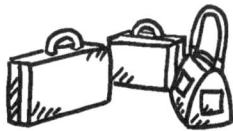

… und Sie beschließen, dass Sie da **RAUS** wollen.

Aber merkwürdigerweise
können Sie nicht
von ihm lassen.
Er hat Sie mit einem
FLUCH belegt…

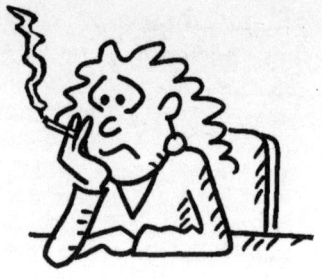

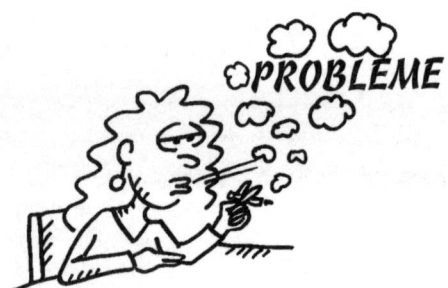

…also ignorieren
Sie die
PROBLEME…

…und versuchen,
die **GEFAHREN**
auszublenden.

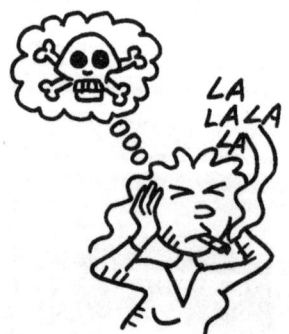

Zu allem Überfluss
stellen Sie auch
noch fest, dass
alle Ausgänge
BLOCKIERT sind.

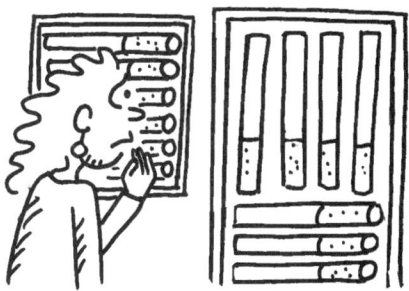

Es hat keinen Zweck. Sie haben keine **WAHL** mehr.
Sie sind zur **SKLAVIN** seiner Forderungen geworden.

Sie sind in dieser Hassliebe **GEFANGEN** ...

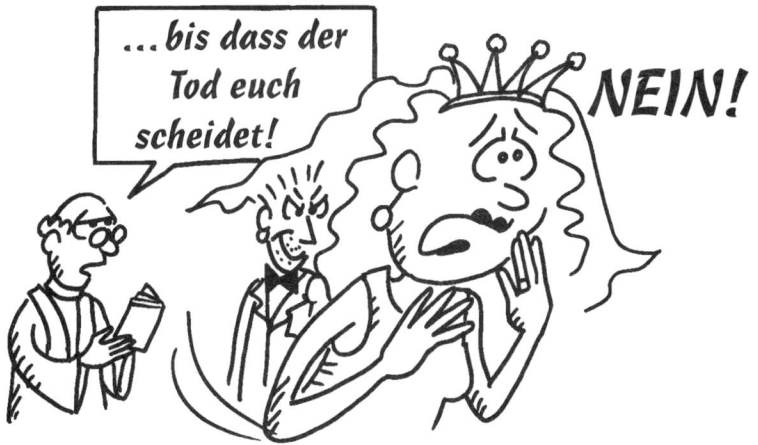

Und als ob das nicht schon schlimm genug wäre,
sind aus dieser Verbindung einige
sehr unangenehme Sprösslinge
hervorgegangen…

DIE
BÖSEN
ZWILLINGE

Die Geburt der Monsterzwillinge

Dieses unheilvolle Pärchen wütet in Ihrem Leben,
sobald Sie Ihre Beziehung mit den
ZIGARETTEN eingegangen sind.

Sind Sie erst einmal in Gefangenschaft geraten,
sorgen die beiden dafür, dass Sie auch dort bleiben,
weil ihr Überleben davon abhängt.

Sie sind **HÄSSLICH, HINTERHÄLTIG,
DURCHTRIEBEN** und **KONTROLLSÜCHTIG**.

Sie sind die

RAUCHER-
MONSTER!

ZWILLING NUMMER EINS
ist zuständig für die
Gehirnwäsche.

Er ist das **GROSSE** Monster.

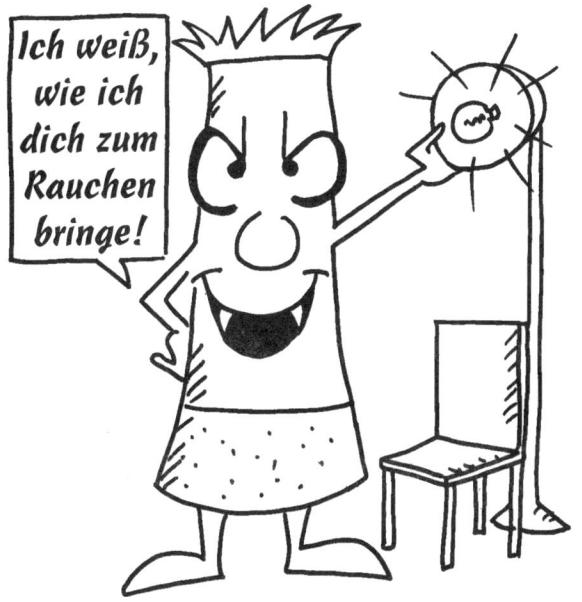

Er ist die Stimme in Ihrem Kopf, die Ihnen einredet,
dass Sie rauchen **MÜSSEN**
und es ohne Zigaretten **NICHT AUSHALTEN**.

ZWILLING NUMMER ZWEI
ist verantwortlich für die
Entzugserscheinungen.

Er ist das **KLEINE** Monster.

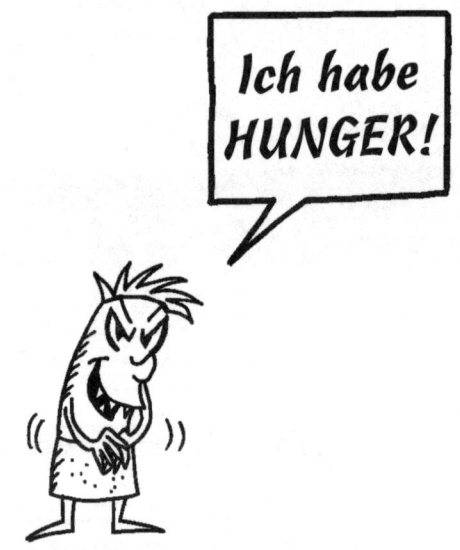

Er sorgt für das Gefühl der **LEERE** und **UNSICHERHEIT**,
das das Verlangen nach der
nächsten Dosis auslöst und gewährleistet,
dass Sie die Nikotinversorgung in Ihrem Körper
aufrechterhalten.

Die **RAUCHERMONSTER** haben
Sie komplett
unter **KONTROLLE.**

Der **GEHIRNWÄSCHER**
redet **INSTÄNDIG**
auf Sie ein…

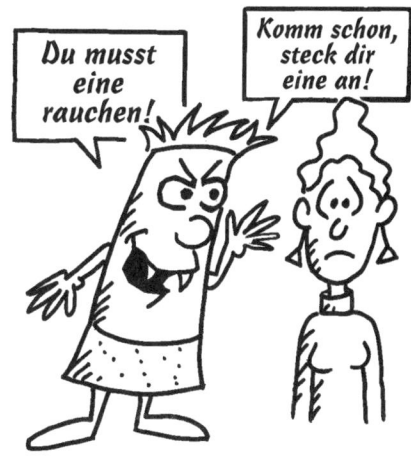

… und der
HUNGRIGE
hält sie
dauernd auf
SPANNUNG.

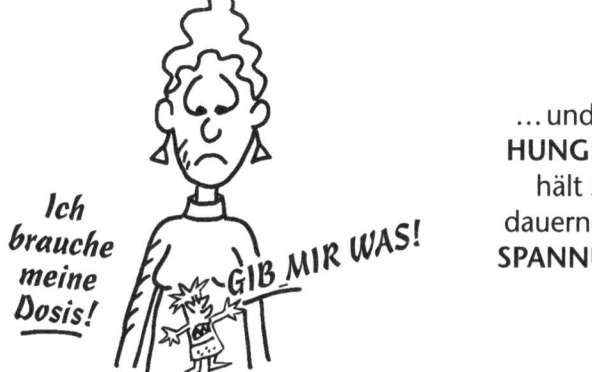

Ihre Forderungen nehmen kein Ende…

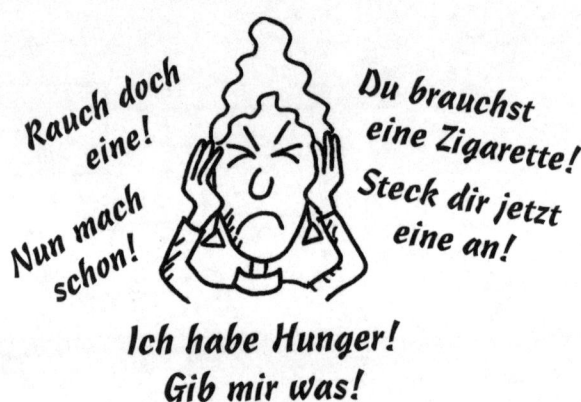

…und selbst während Sie rauchen,
sind die beiden **NICHT** zufrieden, **NIE**!

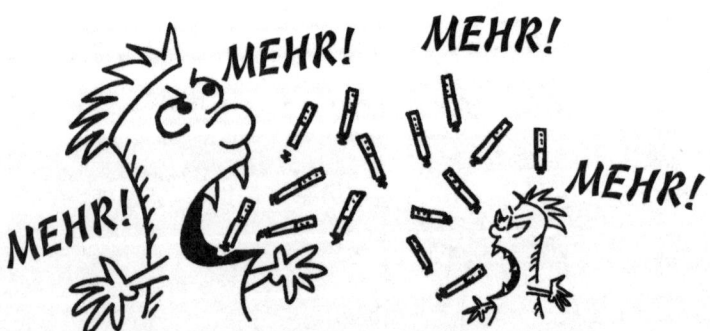

Schließlich sind Sie davon überzeugt,
dass die Zigaretten Sie in ihrer Gewalt haben.

Warum sollten Sie sonst **RAUCHEN**?

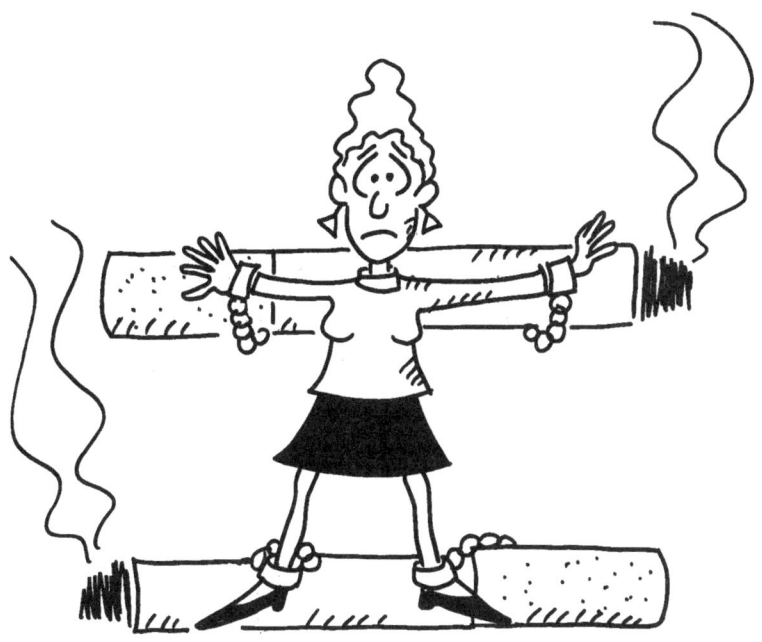

Diese **HASSLIEBE** reißt Sie entzwei.
Einerseits wünschen Sie sich,
von ihnen **BEFREIT** zu werden,
andererseits sind Sie davon überzeugt,
sie zu **BRAUCHEN**.

Das ist das **NIEDERTRÄCHTIGE**
an der **FALLE**.

Sie sind auf den
ZAUBERTRICK
hereingefallen.

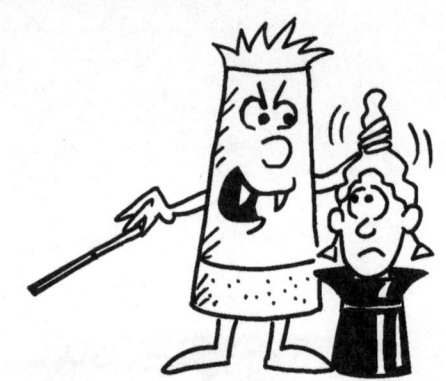

Sie stehen unter **HYPNOSE** und erliegen der **ILLUSION**,
die Sie **GLAUBEN** macht …

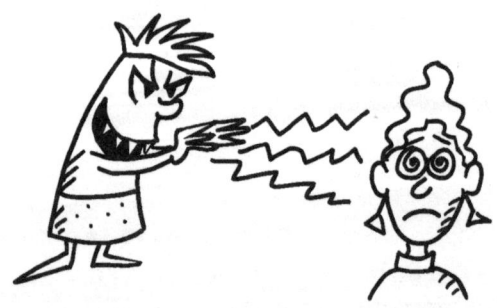

… dass Sie ohne Zigaretten **NICHT AUSKOMMEN**.

Wie können Sie sich von diesem **MYTHOS** befreien?

Indem Sie den **ZAUBERTRICK** aufdecken.

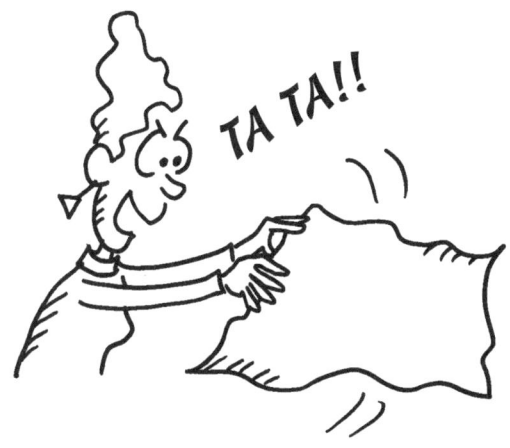

Der einzige Unterschied zwischen
einer Raucherin und einer Nichtraucherin
besteht darin...

...DASS DIE NICHTRAUCHERIN KEINE LUST HAT ZU RAUCHEN.

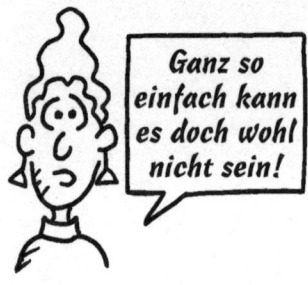

> *Ganz so einfach kann es doch wohl nicht sein!*

Die interessante Information lautet:
Sie sind **SCHON** Nichtraucherin,
VORAUSGESETZT Sie stecken sich
KEINE WEITERE ZIGARETTE mehr an!

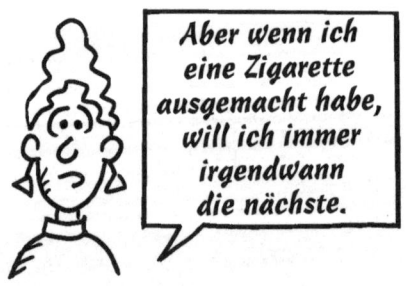

> *Aber wenn ich eine Zigarette ausgemacht habe, will ich immer irgendwann die nächste.*

Und was wäre,
wenn Sie einfach keine **LUST** mehr aufs Rauchen hätten?

Nur das **GEHIRNWÄSCHEMONSTER** redet Ihnen ein,
Sie müssten rauchen.

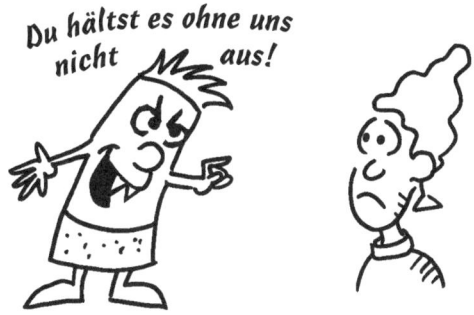

Ist das **GEHIRNWÄSCHEMONSTER** einmal besiegt,
ist das **KÖRPERLICHE VERLANGEN** sehr **GERING**!

Schließlich treten keinerlei
KÖRPERLICHE SCHMERZEN auf!

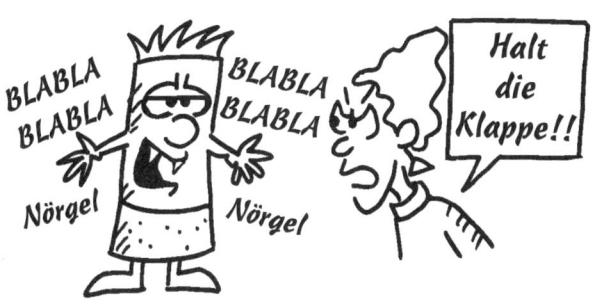

Es ist Zeit, es mit dem Monster **AUFZUNEHMEN**!

Wie man die Kinder aus dem Haus wirft

ZWILLING NUMMER EINS ist der Hauptakteur.
Wenn wir mit ihm fertig sind, gibt der andere
nur noch ein schwaches Quieken von sich.

Dieser Zwilling, der **GEHIRNWÄSCHER**,
hat Sie davon überzeugt, dass Rauchen tatsächlich
auf bestimmte Art und Weise **HILFT**
und Sie auf eine **ANNEHMLICHKEIT VERZICHTEN**,
wenn Sie damit aufhören.

Werfen wir als Erstes einen kritischen Blick auf

DIE ANNEHMLICHKEITEN DES RAUCHENS.

Super, Rauchen macht doch echt **SPASS**, oder?

Ist doch echt **TOLL** ...

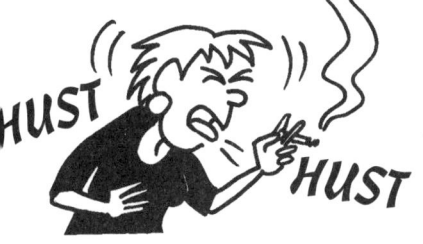

... die **HUSTENANFÄLLE** ...

... die **ABLEHNUNG** ...

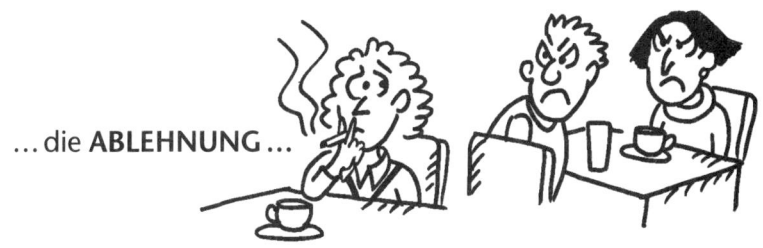

... der **ÜBLE GERUCH** ...

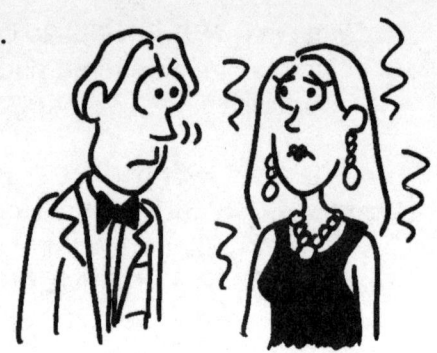

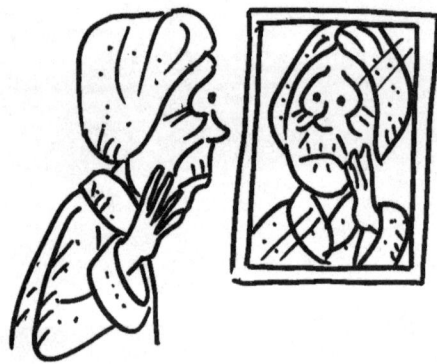

... die **FALTEN** ...

... die
GESUNDHEITSPROBLEME ...

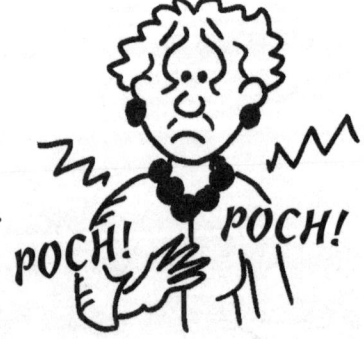

… die **KOSTEN** …

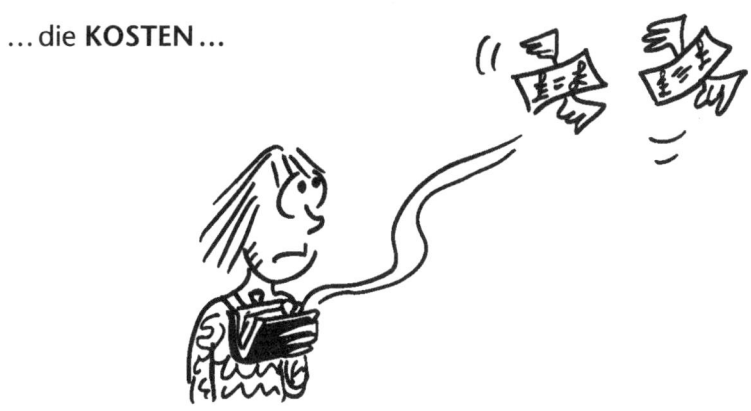

… die **SCHLECHTE GESICHTSFARBE** …

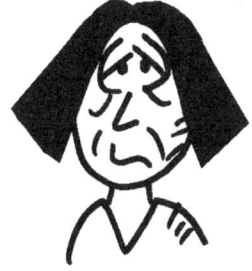

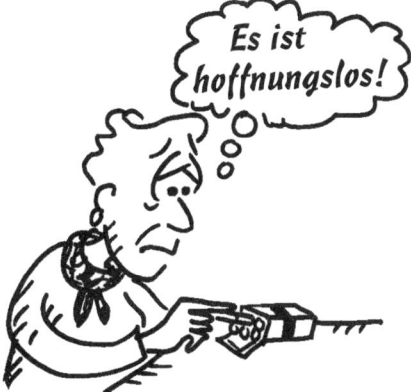

… und natürlich die **DAUERNDEN SCHULDGEFÜHLE**.

Täglich werden Sie mit der **TATSACHE** konfrontiert, dass das Rauchen Ihr **GANZES LEBEN DOMINIERT**.

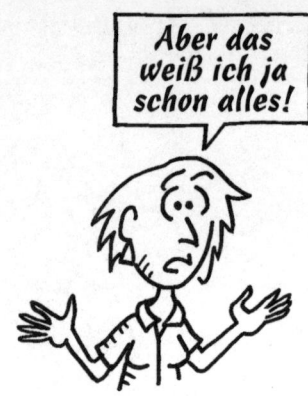

Aber das weiß ich ja schon alles!

Und warum höre ich trotzdem nicht auf?!

Weil Sie **IMMER NOCH** der **ILLUSION** erliegen, Rauchen bringe irgendeinen Vorteil mit sich, und Sie können es ohne Zigaretten **NICHT AUSHALTEN**.

Ihnen wurde erfolgreich **EINGEREDET, RAUCHEN** sei ein GENUSS oder eine KRÜCKE.

Schauen wir uns die Gelegenheiten an,
bei denen Rauchen wirklich **ERLEICHTERUNG**
zu verschaffen scheint:

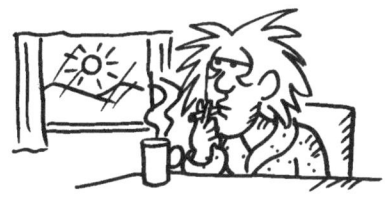

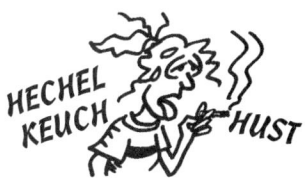

1. DIE ERSTE AM TAG   2. NACH DEM SPORT

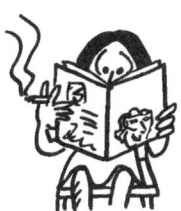

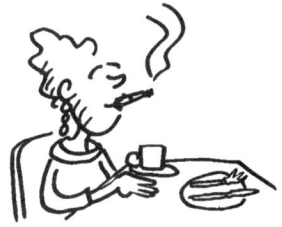

3. IN DER PAUSE   4. NACH DEM ESSEN

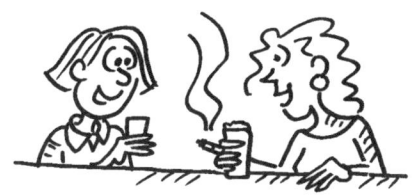

5. ZUM ALKOHOL

Tatsächlich handelt es sich hier um den ersten
NIKOTINSCHUSS nach einer **LÄNGEREN PAUSE**,
daher wirkt die Erleichterung umso größer.

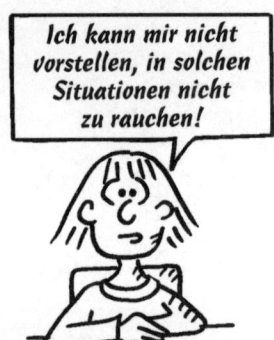

Ich kann mir nicht vorstellen, in solchen Situationen nicht zu rauchen!

In diesen Fällen haben
Sie eine gedankliche
VERBINDUNG zwischen
Rauchen und dem
Stillen von **HUNGER**
oder **DURST** hergestellt.

Und schließlich haben Sie den **EINDRUCK**,
dies alles ohne Rauchen nicht genießen zu können.

*Sieh doch, ich fühle
mich eindeutig besser,
wenn ich rauchen
kann, als wenn ich
nicht rauchen kann.*

Aber Sie fühlen sich nur »besser«, weil Sie

**DAS VERLANGEN NACH
DER NÄCHSTEN DOSIS STILLEN!**

DER WIRKLICH EINZIGE »GENUSS« BEIM RAUCHEN IST DIE ERLEICHTERUNG, WENN IHR SINKENDER NIKOTINSPIEGEL WIEDER STEIGT.

Und im Grunde fühlen Sie sich **SCHLECHTER**!

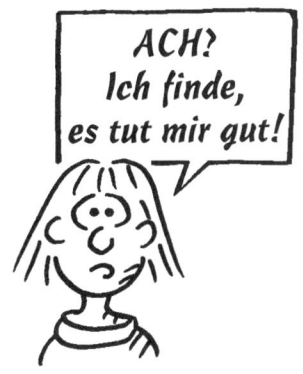

Das mag so *scheinen* – als Teil der Illusion – ‚doch jedes Mal, wenn Ihr Nikotinspiegel in die Höhe geht, sitzen Sie *eigentlich* in einer kontinuierlich nach unten verlaufenden Spirale fest.

Sehen wir uns an, wie das funktioniert.

Nehmen wir an,
das sind Sie in Ihrer Topform,
BEVOR Sie mit dem **RAUCHEN**
angefangen haben…

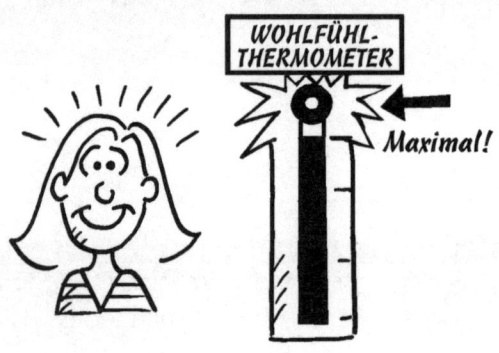

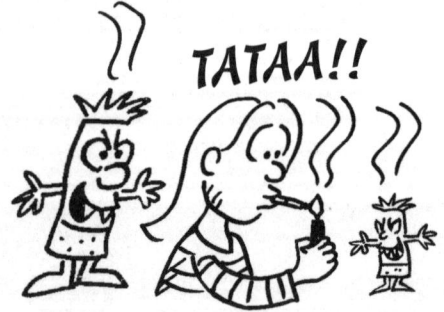

…dann tauchen eines
**SCHICKSALHAFTEN
TAGES** die **BÖSEN
ZWILLINGE** auf!

Das **KLEINE MONSTER**
entwickelt schnell
einen **ENORMEN APPETIT** ...

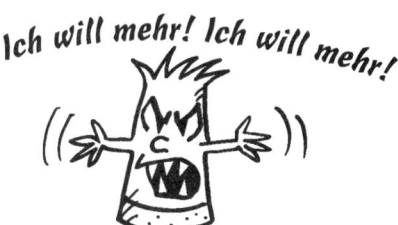

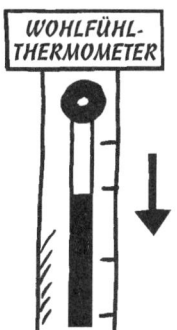

... und wenn es **HUNGER** hat,
sind Sie sofort **GESTRESST**.

Sein überaus fürsorglicher
Bruder überzeugt Sie,
dass **ALLES GUT SEIN WIRD**,
wenn Sie nur diesen
Hunger weiter **STILLEN** ...

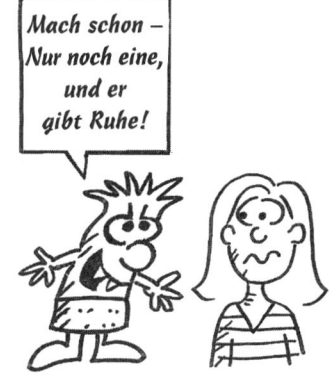

…und tatsächlich wird das **KLEINE MONSTER** sofort ruhig, wenn Sie eine Zigarette rauchen.

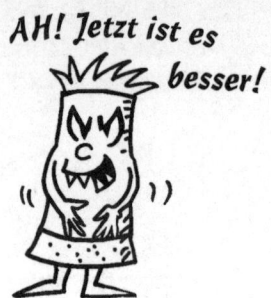

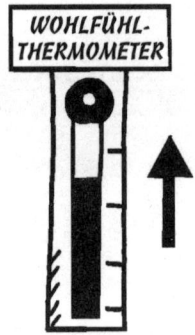

Doch es dauert nicht lange, bis es wieder **HUNGRIG** ist und Sie einmal mehr dieses Gefühl der **UNSICHERHEIT** und **LEERE** empfinden…

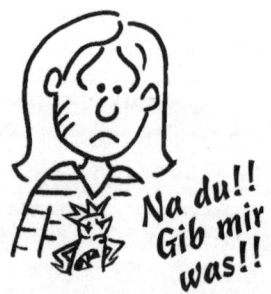

… und Ihr
BEFINDEN wieder
in den Keller sinkt.

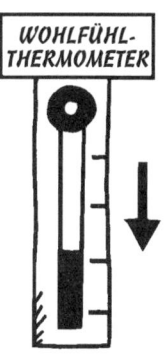

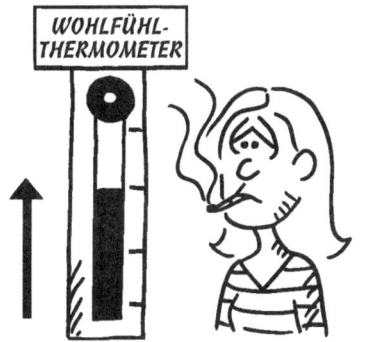

Und doch **FÜTTERN**
Sie es wieder,
weil Sie Ihre Ruhe
haben möchten …

… die aber nur von **KURZER DAUER** ist …

…und Sie können kaum
glauben,
dass es schon wieder
GEFÜTTERT werden will!

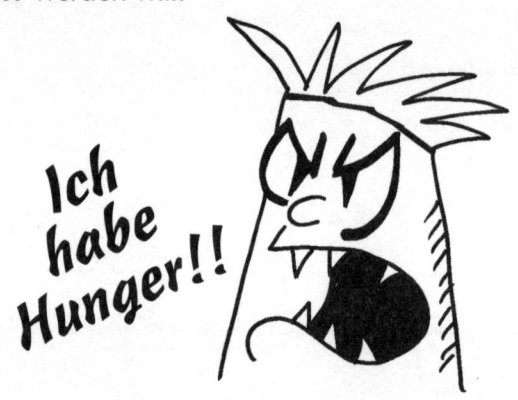

**DIESER HUNGER KENNT KEIN ENDE,
UND SIE WERDEN DAS MONSTER
NIEMALS SATTBEKOMMEN,
DAMIT DAS VERLANGEN AUFHÖRT.**

Sie können eine **MILLION**, eine **MILLIARDE**,
eine **BILLION** Zigaretten rauchen,
es will immer nur »**NOCH EINE**«!

Und während Sie weiterrauchen, werden Sie
NIE MEHR den Grad des **WOHLBEFINDENS** erreichen,
den Sie kannten, bevor Sie mit dem Rauchen anfingen.

Wenn Sie **FORTWÄHREND**
das **VERLANGEN STILLEN** müssen,
bedeutet das

mehr und mehr Stress...

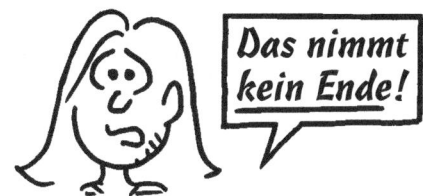

...und um Ihr **BEFINDEN**
steht es langsam aber sicher

Immer schlechter.

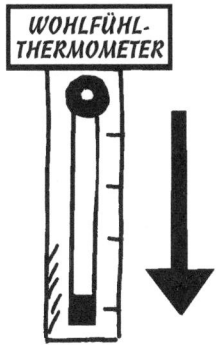

Wozu ist das Rauchen gut?

ZU NICHTS!

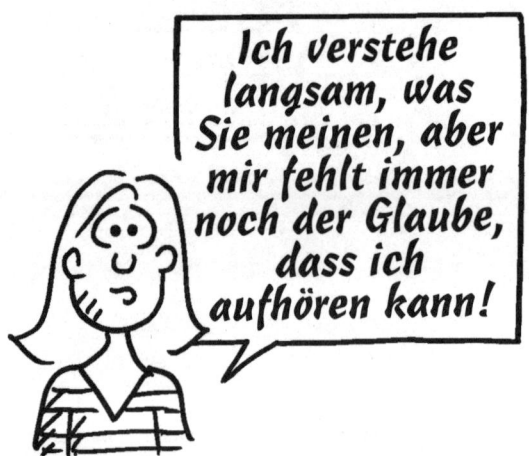

Klar, wir müssen erst noch mit einigen weiteren
MYTHEN AUFRÄUMEN.

Tut mir leid, Mythos!

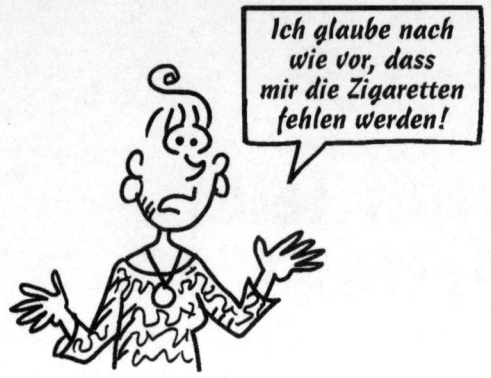

Alles klar.
Die **ZWILLINGE**
geben sich
nicht kampflos
geschlagen.

Immerhin haben Sie
lange Zeit den
Ton angegeben.

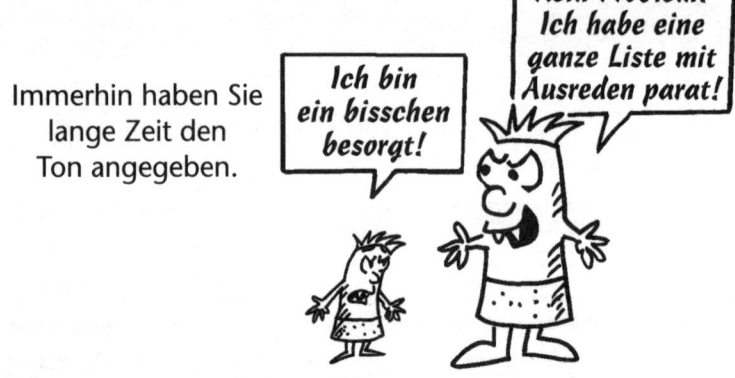

Wenden wir uns also diesen hartnäckigen Illusionen zu.

Was **SORGT** Sie am meisten,
wenn es ums Aufhören geht?

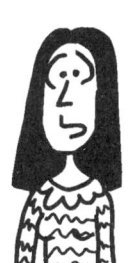

*Nun, man nimmt
doch zu, oder?
Ich will aber
nicht dick
werden!*

Sie **NEHMEN NUR ZU**, wenn Sie **MEHR ESSEN**,
und Sie essen nur deshalb mehr,
weil Nahrung für Sie ein **ERSATZ** für Nikotin ist.

Sie brauchen aber den **ERSATZ**,
wenn Sie bei der Vorstellung bleiben,
Sie müssten auf etwas **VERZICHTEN**.

Hat Ihr Körper erst einmal
den ganzen **MIST**
ausgeschieden,
verfügen Sie über
ENERGIE im Überfluss
und werden aktiver.

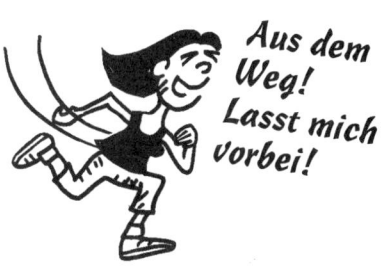

*Aus dem
Weg!
Lasst mich
vorbei!*

Wahrscheinlich werden Sie so **FIT** sein
wie schon lange nicht mehr!

Was ist mit der Zigarette nach dem Essen? Die wird mir fehlen!

Warum sollte **EINE BESTIMMTE ZIGARETTE** besser schmecken als die anderen?

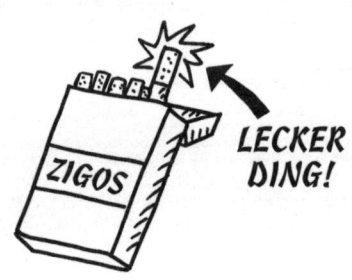

LECKER DING!

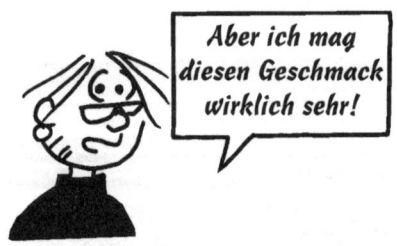

Aber ich mag diesen Geschmack wirklich sehr!

Es ist die **VERBINDUNG** zwischen dem Genuss des Essens und der Zigarette danach, die Ihnen suggeriert, diese schmecke besonders gut.

Dieselbe **VERBINDUNG** stellen auch Sie
mit anderen Genüssen her, zum Beispiel mit

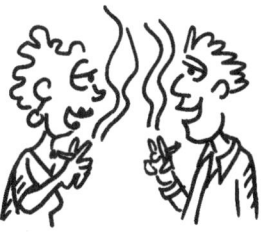

einer Tasse Kaffee oder Tee …

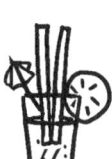

… Alkohol …

… Kneipenbesuchen …

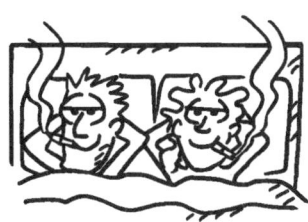

… und, na ja,
Sie wissen schon was!

Denken Sie immer daran: Es ist die **VERBINDUNG**
zwischen dem **AUFSTOCKEN IHRER DOSIS** und
der gleichzeitigen **BEFRIEDIGUNG** anderer Bedürfnisse,
die Sie zu der Annahme verführt,
die Zigarette an sich sei etwas **ANGENEHMES**.

Denken Sie nur daran,
wie **SCHEUSSLICH** die
Zigaretten schmeckten,
als Sie mit dem Rauchen
anfingen, und Sie
merken, dass dieser
»Genuss« nur eine
ILLUSION ist!

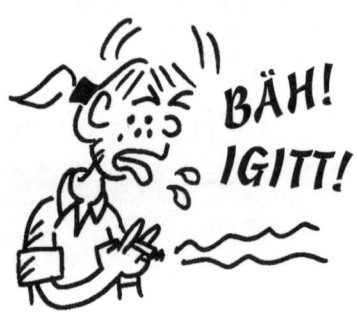

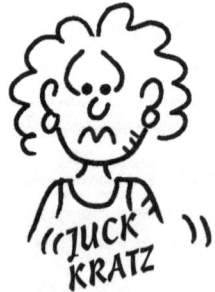

Eine Zigarette schmeckt
nur aus einem
einzigen Grund »gut«:
Ohne sie haben
Sie das unangenehme
VERLANGEN nach
Ihrer **DOSIS**.

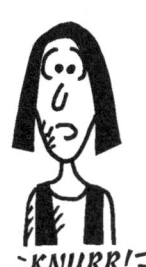

Mag sein, aber beides verursacht keinen **körperlichen Schmerz. HUNGER** ist ein natürliches Signal, das Sie daran erinnert, **Nahrung** aufzunehmen.

Er stellt Ihr **Überleben** sicher.

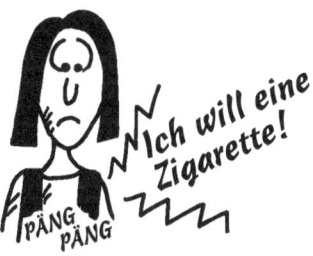

NIKOTINENTZUGSERSCHEINUNGEN sind **KÜNSTLICHE ALARMSIGNALE**, die nur entstehen, weil Sie von einer **DROGE** abhängig sind.

Sie sorgen für Ihren **UNTERGANG**.

Essen ist ein natürlicher Vorgang,
der Sie **GESUND UND FIT** hält.

Rauchen ist ein unnatürlicher Vorgang,
der nur dazu dient,
eine **ABHÄNGIGKEIT AUFRECHTZUERHALTEN**.

Essen **STILLT** den Hunger.

Rauchen **VERSTÄRKT** den Hunger.

Merken Sie sich:
dieser **HUNGER
HÖRT NIE AUF!**

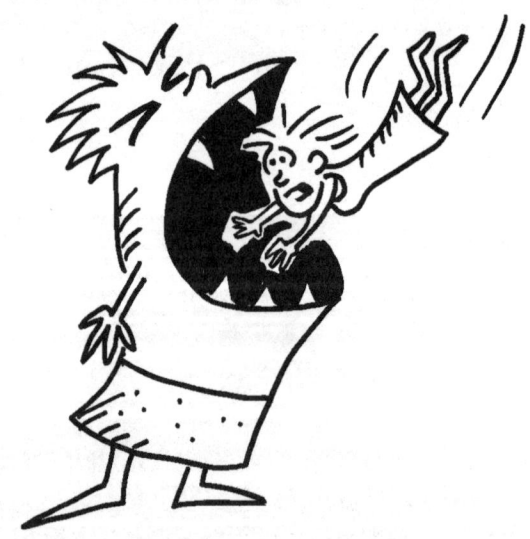

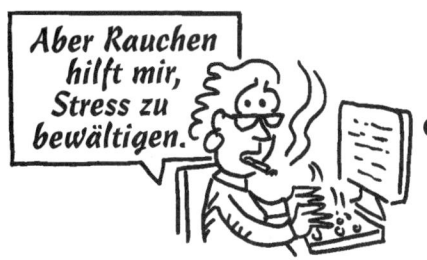

Wenn das wirklich wahr ist, müsste Ihr Leben die **REINE GLÜCKSELIGKEIT** sein!

Dann dürften Sie **NULL STRESS** haben, müssten **VÖLLIG ENTSPANNT** sein, **NIEMALS GELANGWEILT** und immer zu **VOLLER KONZENTRATION** fähig!

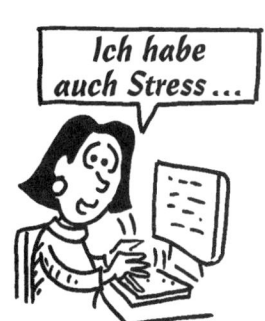

NICHTRAUCHER haben denselben **STRESS** und **DRUCK** wie **RAUCHER**, aber Rauchen führt zu noch **MEHR STRESS**, der komplett **ÜBERFLÜSSIG** ist!

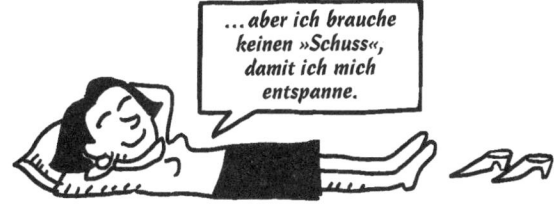

Untersuchen wir das einmal genauer,
indem wir eine Stresssituation betrachten:

EIN VORSTELLUNGSGESPRÄCH

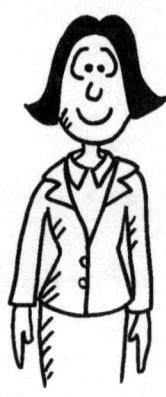

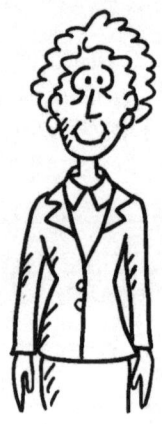

Hier ist die erste Bewerberin –
Cynthia, **NICHTRAUCHERIN**.

Und hier ist Jane,
sie **RAUCHT**.

Am Morgen vor dem Vorstellungsgespräch muss
Cynthia nur mit ihrer Nervosität fertigwerden...

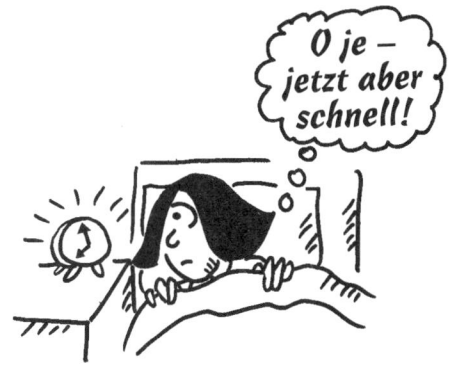

... während Jane sich noch
mit einer Extraportion **STRESS** herumschlagen muss.

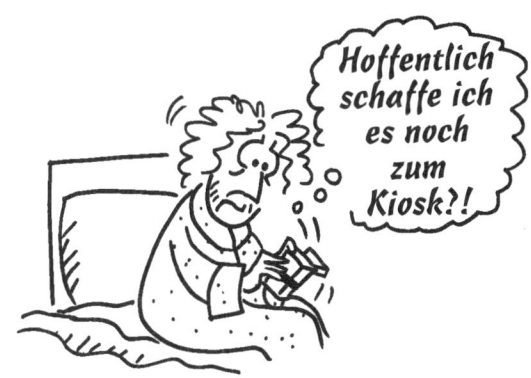

Das **KLEINE MONSTER** braucht eine **DOSIS**...
... und ihr
sind die **ZIGARETTEN AUSGEGANGEN!**

Später muss Cynthia nur den **STRESS** bewältigen,
der mit dem Warten auf
das Vorstellungsgespräch einhergeht …

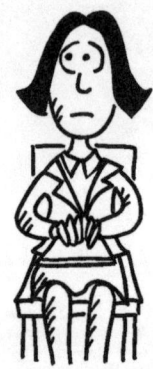
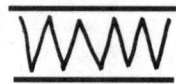

Stress wegen des
Vorstellungsgesprächs

… während die arme Jayne sowohl damit
als auch mit der Tatsache,
nicht **RAUCHEN** zu können, klarkommen muss!

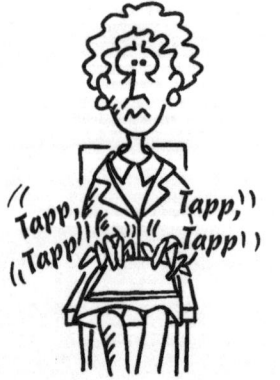
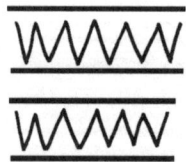

Stress wegen des
Verlangens
nach einer Zigarette

Stress wegen des
Vorstellungsgesprächs

Dann ist das Vorstellungsgespräch vorbei
und **ERLEICHTERUNG** stellt sich ein…

…zumindest
für Cynthia…

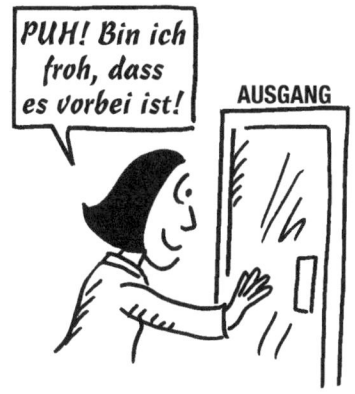

Stress wegen des
Vorstellungsgesprächs

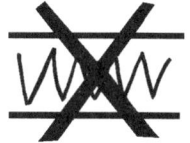

…und Jayne muss noch ihr
MONSTER VERSORGEN!

Stress wegen des Verlangens
nach einer Zigarette

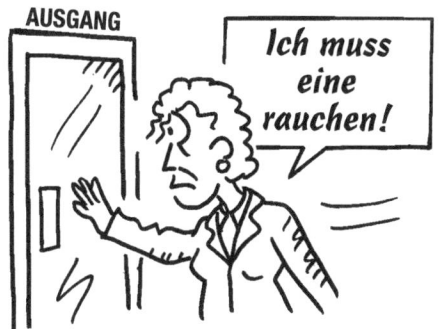

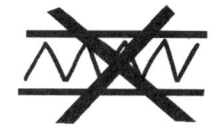

Stress wegen des
Vorstellungsgesprächs

Zum **STRESS** für den Raucher gehört, dass er **STÄNDIG** das
nicht enden wollende **VERLANGEN** in Schach halten muss.

RAUCHEN *BESEITIGT* NICHT STRESS – ES *SCHAFFT* ZUSÄTZLICHEN STRESS!

Nicht nur die Situation ist **STRESSIG**, es ist auch schwer, sich zu **KONZENTRIEREN**, wenn man ständig durch das Verlangen **ABGELENKT** ist.

Ich kann nicht richtig denken! Ich muss eine rauchen!

Das führt zu einer weiteren **ILLUSION** – dass Rauchen die **KONZENTRATION FÖRDERE**.

Aber ich kann mich besser konzentrieren, wenn ich rauche!

Rauchen **SCHEINT** nur zu helfen, weil man durch das Verlangen danach **ABGELENKT** ist, und es **SCHEINT** nur Langeweile zu vertreiben, weil man sich des Kribbelns bewusst wird und es durch Anstecken einer Zigarette abstellen will.

Weißt du, ich genieße das Rauchen wirklich! Verdiene ich nicht ab und zu eine Belohnung?

Es war für Sie wirklich harte **ARBEIT**, von Zigaretten abhängig zu werden.

Anfangs war es doch gar nicht **ANGENEHM**, oder?

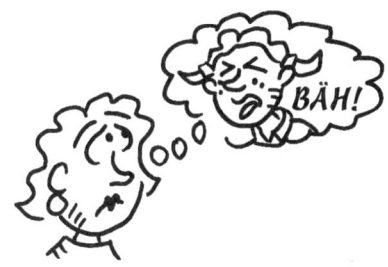

Stecken Sie sich jetzt eine an, nehmen Sie sechs tiefe Züge, dann beobachten Sie, was Sie tatsächlich daran »**GENIESSEN**«.

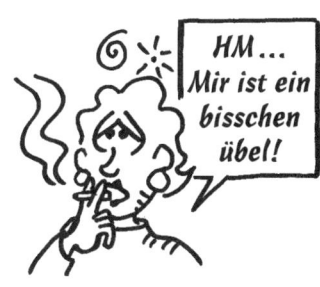

Weißt du, ich trage gerne zu enge Schuhe, weil es so eine Erleichterung ist, wenn ich sie ausziehe!

Der einzige »Genuss« beim Rauchen besteht darin, dass man wegen der durch das Nikotin ausgelösten Entzugserscheinungen ein Gefühl der Erleichterung verspürt.

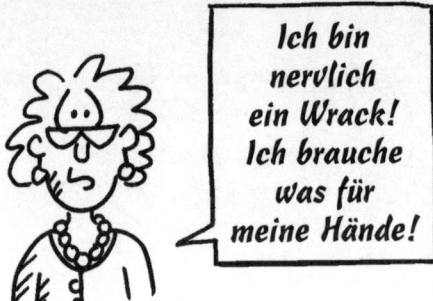

Das ist eine gängige Illusion. Es geht nicht darum, die Hände zu beschäftigen, Tatsache ist wieder einmal, dass das **KLEINE MONSTER** Futter braucht!

ÜBERLEGEN SIE – Ginge es nur darum, sich zu beschäftigen, würde es reichen, mit der Zigarette zu spielen.

Doch Sie **STECKEN SIE IN DEN MUND, ZÜNDEN SIE AN** und **INHALIEREN**. Was hat das mit der Beschäftigung Ihrer Hände zu tun?

Dasselbe gilt für das Argument der **ORALEN BEFRIEDIGUNG**. Dazu könnten Sie die Zigarette doch einfach nur in den Mund stecken, ohne sie anzuzünden!

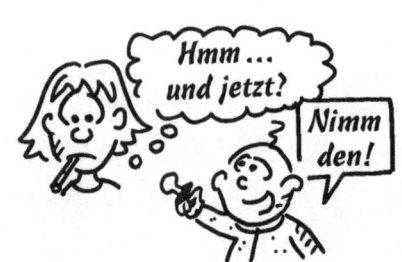

Warum **INHALIEREN**?

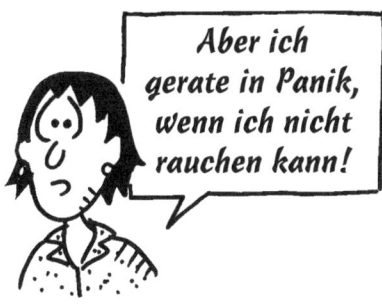

Aber ich gerate in Panik, wenn ich nicht rauchen kann!

Würden Sie auch in **PANIK** geraten, wenn kein
KÄSE mehr da ist? Er würde Ihnen vielleicht fehlen,
aber Sie bekämen keine **ANGSTZUSTÄNDE**,
wenn Sie eine Weile ohne Käse auskommen müssten.

Selbst wenn Sie Käse über alles
LIEBEN (oder irgendein
anderes Nahrungsmittel),
müssen Sie doch nicht ständig
eine gewisse Menge davon
bei sich tragen, um nicht in
PANIK zu geraten, oder?

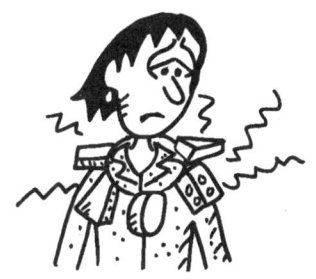

Machen Sie sich eines klar:
Die Zigarette **VERURSACHT** das Panikgefühl!
Hören Sie mit dem Rauchen auf, und Sie sind es
FÜR IMMER los!

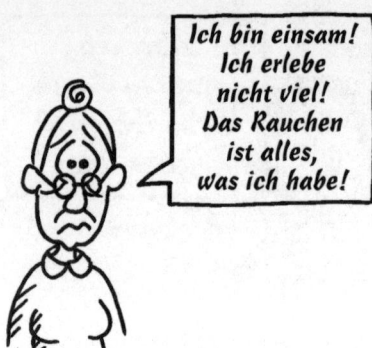

Die Zigarette ist der **SCHLIMMSTE FEIND**, den es gibt!
Wollen Sie freiwillig mit jemandem zu Hause sein,
der Sie zur Sklavin macht,
das Geld aus Ihrer Tasche zieht und Sie umbringt?

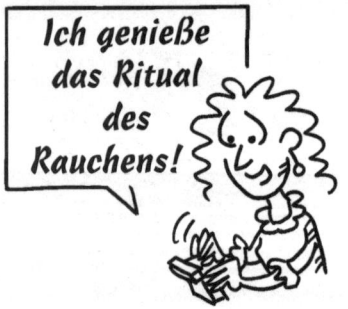

Und wozu ist
dieses **RITUAL** gut?
Es ist der Vorgang,
der nötig ist,
um Ihrem Körper die
Droge zuzuführen.

Denken Sie einmal
darüber nach: Würden Sie
dieselben Handlungen
ausführen, wenn Sie das
NIKOTIN nicht bräuchten?
Sie fänden das einfach nur
DUMM.

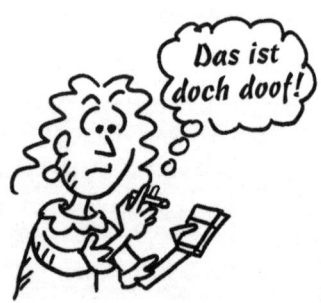

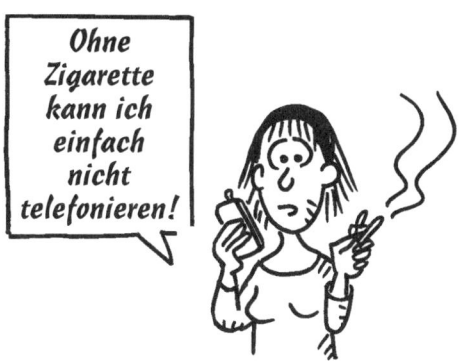

Was würde passieren, wenn Sie einen Anruf annähmen, **OHNE** dabei zu rauchen? Ist das Telefon gefährlich? Wären Sie nicht in der Lage zu sprechen oder zu hören?

Ein gutes Beispiel ist der Pawlow'sche Hund, der so trainiert wurde, dass er mit dem Geräusch einer Glocke Hunger assoziierte. Und für Sie ist das Läuten des Telefons der **AUSLÖSER** zu rauchen.

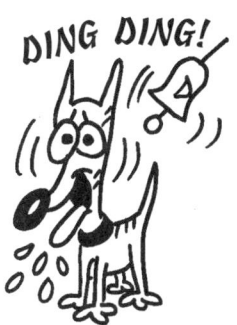

Schuld ist die **GEHIRNWÄSCHE**, nicht der **ANRUF**.

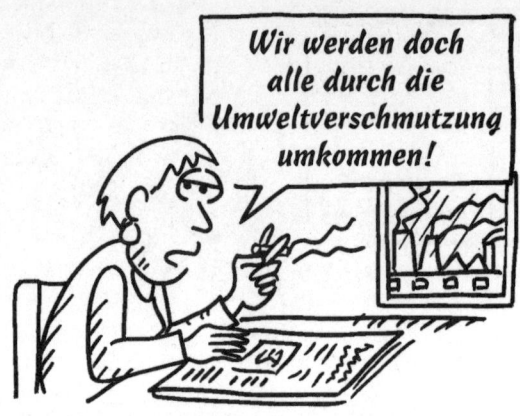

Und deshalb haben Sie beschlossen,
den Prozess zu **BESCHLEUNIGEN**?
Rauchen ist **SELBSTMORD**.
Wie wünschen Sie sich **IHRE** Zukunft?

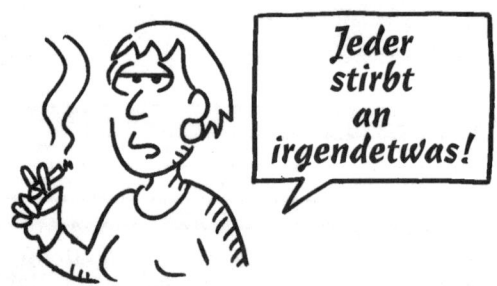

Wegen des Rauchens frühzeitig zu sterben
ist schon schlimm genug, aber noch schlimmer sind
die **DEPRESSIONEN, SCHMERZEN, QUALEN**
und das **JAHRELANGE LEIDEN**,
die nikotinbedingte Erkrankungen nach sich ziehen.

Erkennen Sie allmählich, wie sehr die **GEHIRNWÄSCHE**
Ihre Sichtweise **VERNEBELT** hat?

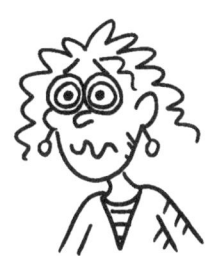

Durch die **ABHÄNGIGKEIT**
vom **NIKOTIN** wurde Ihr
Denken total **MANIPULIERT**.

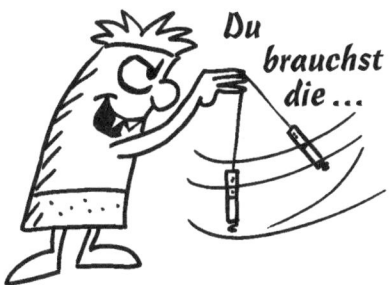

Du brauchst die ...

Der **GEHIRNWÄSCHER**
hat Ihnen Ihren
**GESUNDEN
MENSCHENVERSTAND**
genommen, Ihre
UNABHÄNGIGKEIT
und Ihre **FREIHEIT**.

Wer hat nun Ihr Leben
WIRKLICH in der Hand?

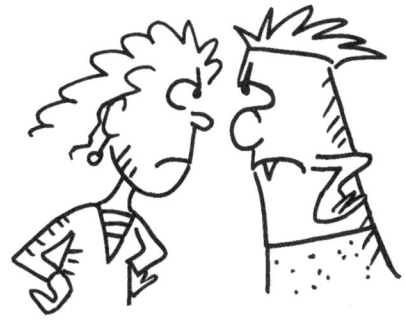

SIE oder diese **BÖSEN MONSTER**?

Frauensache

IMMER noch nicht überzeugt?

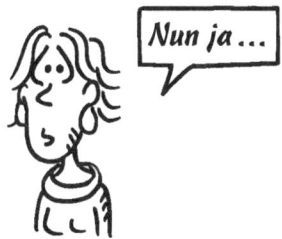

Nun ja ...

Es bleiben noch einige frauenspezifische Fragen offen,
die einer Klärung bedürfen.
Wenden wir uns diesen zu.

Trotz all der Veränderungen in unserer
modernen Zeit mussten und müssen Frauen nach wie vor
immer noch um ihre Rechte kämpfen.

Der Druck wird sogar noch größer,
weil viele Frauen Beruf, Kinder, Beziehung,
gesunde Lebensführung und alle möglichen Trends
unter einen Hut zu bringen versuchen.

In vielerlei Hinsicht
müssen Frauen
SUPERFRAUEN sein ...

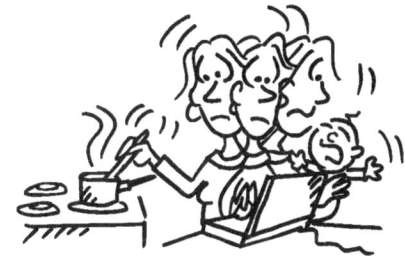

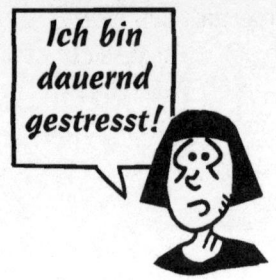

STRESS ist die häufigste **AUSREDE**, warum man nicht mit dem Rauchen aufhört.

Sie schwören feierlich, dass Sie aufhören…

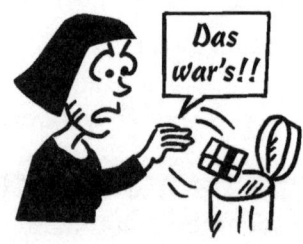

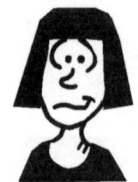

… eine Weile geht es Ihnen ganz gut…

… dann passiert **IRGENDETWAS**, und Sie greifen nach Ihrem alten »**FREUND**«.

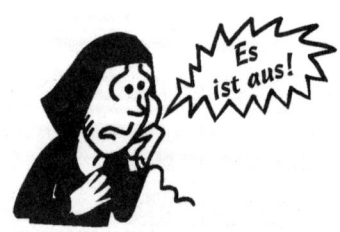

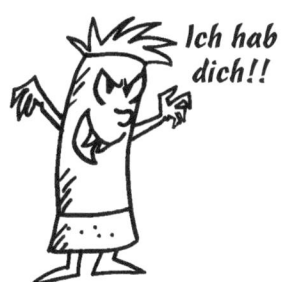

Ich hab dich!!

Wenn Sie realistisch sind, erkennen Sie, dass es sich nicht um einen **»FREUND«** handelt! Schon eher um einen

Dieser **»FREUND«** schert sich einen **TEUFEL** darum, wie es Ihnen geht.

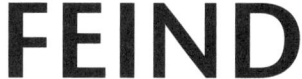

FEIND

Dieser **»FREUND«** kostet Sie ein **VERMÖGEN**. Dieser **»FREUND«** bestimmt über Sie wie über eine **SKLAVIN**. Dieser **»FREUND«** **BRINGT SIE UM**.

Und was nützt Ihnen dieser **»FREUND«**?

NICHTS!

Im Leben eines jeden Menschen gibt es **HÖHEN** und **TIEFEN**, **BEREICHERUNGEN** und **VERLUSTE**.

Warum sollte man es noch **ZUSÄTZLICH** belasten, indem man einen **FEIND** durchfüttert?

Übrigens – wie kam es dazu,
dass Sie mit dem Rauchen **ANGEFANGEN** haben?

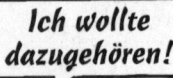

Und **HEUTE**…?

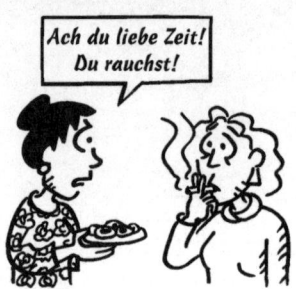

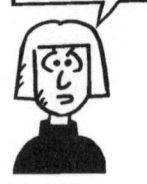

Und **HEUTE**…?

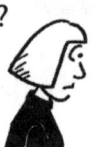

Und **HEUTE**…?

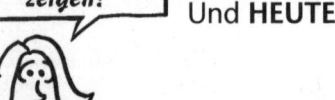

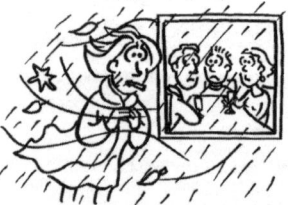

Sind diese Beweggründe heute immer noch gültig?

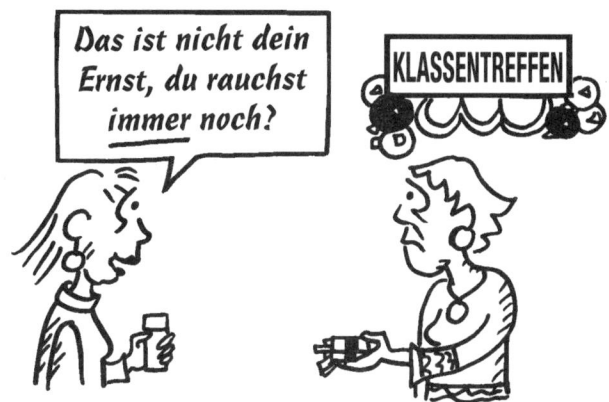

Wir haben alle schon **UNKLUGE** Entscheidungen
getroffen – das gehört zum Leben dazu –,
doch was immer Sie auch zum Rauchen gebracht hat,
es hat heute **KEINE GÜLTIGKEIT** mehr.

**WAS ZÄHLT,
IST DIE
ZUKUNFT.**

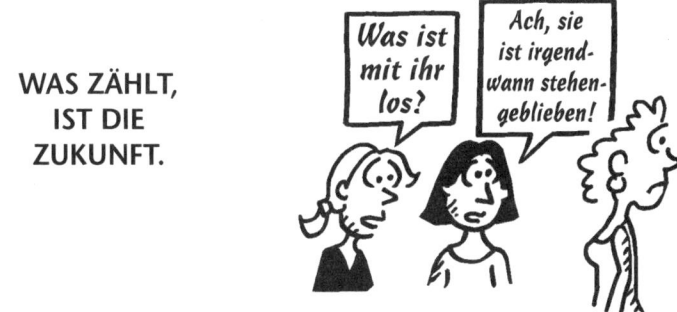

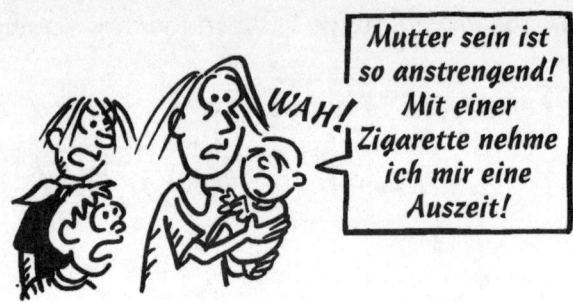

IM HÄRTESTEN JOB DER WELT
geben Sie Ihr Bestes.

Doch leider steigert das Rauchen Ihren
STRESS noch zusätzlich. Und, seien wir doch mal ehrlich,
Rauchen kann alle Ihre Bemühungen,
eine gute Mutter zu sein, doch nur **UNTERGRABEN**.

Es ist Ihnen **PEINLICH** ...

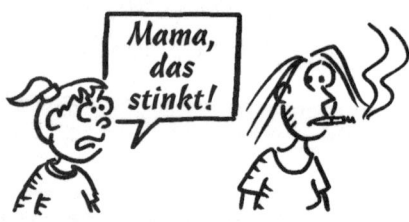

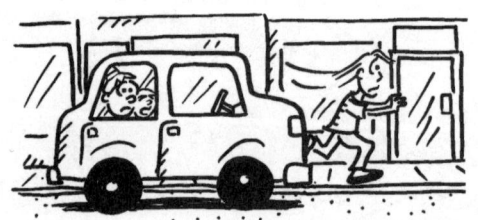

... Sie haben
SCHULDGEFÜHLE ...

... es ist **TEUER** ...

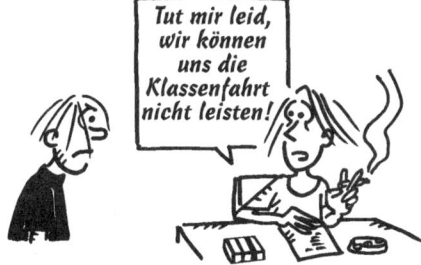

... es **KOSTET ENERGIE** ...

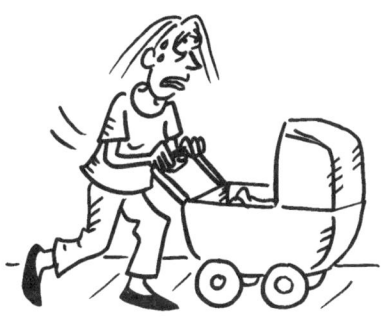

... und es ist **GEFÄHRLICH**.

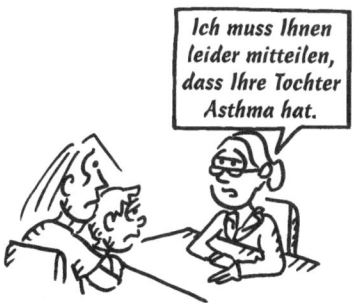

Das alles sind schlimme und **UNNÖTIGE BELASTUNGEN**, die Ihre Aufgaben als Mutter zusätzlich **ERSCHWEREN**.

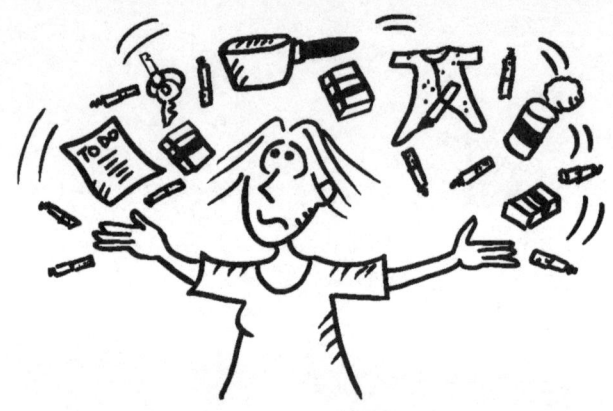

Wäre es nicht schöner,
wenn Sie die **ENERGIE** und **GELASSENHEIT** hätten,
über die **NICHTRAUCHER** verfügen?

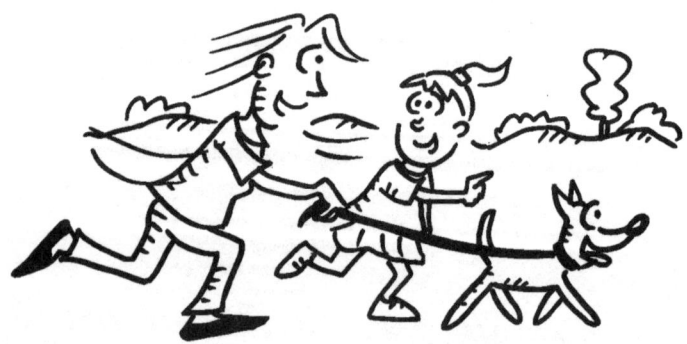

Die meisten Frauen machen sich Gedanken
über ihr **ÄUSSERES**.

Ständig werden sie mit Schönheitstipps
bombardiert.

Betrachten Sie sich einen kurzen Moment lang
mit den Augen eines Nichtrauchers.

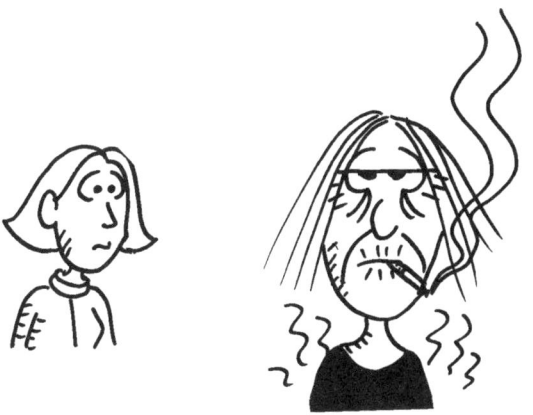

Nicht besonders **HÜBSCH**, oder?

Und wenn Sie schon dabei sind,
dann sehen Sie sich doch andere **RAUCHERINNEN** an.
Wirken sie wirklich **GLÜCKLICH** mit ihrer Zigarette?

Forschungen weisen nach, dass Raucher reizbarer,
ängstlicher und niedergeschlagener sind als Nichtraucher.

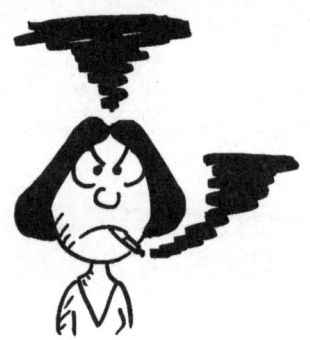

Ist eine Raucherin **STOLZ**
auf den Nikotingeruch,
den sie an sich trägt,
oder auf das Gefühl,
das ihr das Rauchen
vermittelt?

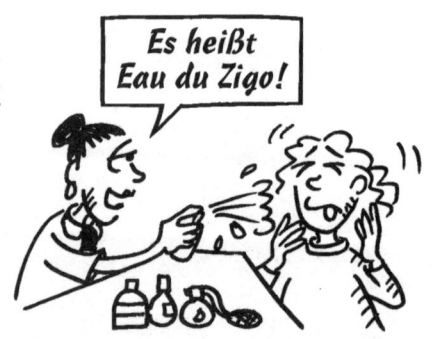

Wir wissen alle, dass Schönheit ein
FRAGILES GUT ist und Rauchen Ihrem Aussehen
mehr schadet als alles andere.

ÄUSSERLICH

Sauerstoffmangel und verstopfte Blutgefäße
lassen Sie vorzeitig altern:

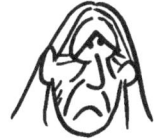

Graue Gesichtsfarbe

Trockene Haut

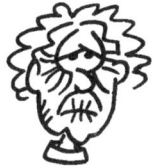

Falten

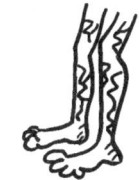

Krampfadern

Trüber Blick

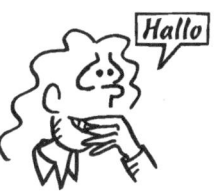

Gelbe Zähne

INNERLICH

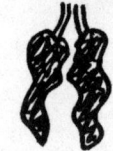

Lungenschaden

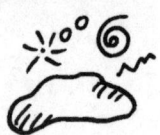

Leberschaden

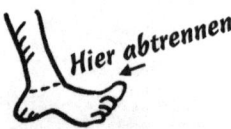

Raucherbein

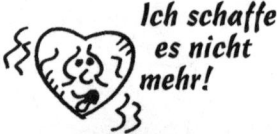

Herzprobleme

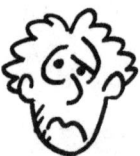

Schlaganfall

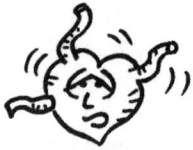

Verstopfte Venen
und Arterien

… und das ist nur **DER ANFANG**.

Aber das **WISSEN** Sie sicher schon alles.

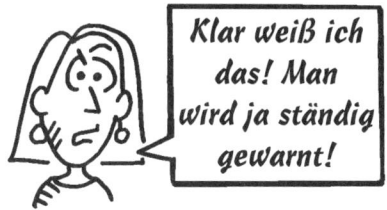

Klar weiß ich das! Man wird ja ständig gewarnt!

WARUM rauchen Sie dann weiter,
obwohl Sie die **GEFAHREN** kennen?

Wenn Sie sich erinnern, warum Sie angefangen haben
zu rauchen, werden Sie feststellen, dass es nicht nur
darum ging, **DAZUZUGEHÖREN, ANERKANNT** zu
werden, zu **REBELLIEREN, UNABHÄNGIG** zu sein,
sondern dass Sie in Ihrem Innersten das **GEFÜHL** hatten,
Sie als Person seien

NICHT GENUG.

Die **GEHIRNWÄSCHE** suggeriert
uns ständig, dass wir eine
wundersame Substanz,
ein Heilmittel, eine Ergänzung
oder eine Droge brauchen,
um komplett zu sein.

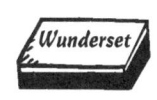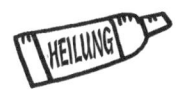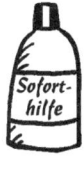

Wann ist die Versuchung, sich eine Zigarette anzustecken,
am größten? Wenn Sie sich **UNSICHER,
MINDERWERTIG** oder **ÜBERFORDERT** fühlen!

Sie haben sich
EINGEREDET, die
Zigarette verschaffe
Erleichterung, doch
das ist eine **ILLUSION**.
Sie wollen damit lediglich
Ihr Verlangen nach
Nikotin abstellen.

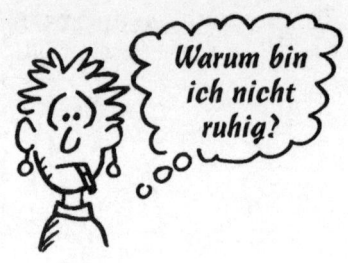

Sie wollen **NICHTS ANDERES,**
als sich wieder wie ein
Nichtraucher zu fühlen,
der **NOCH NIE** unter
Nikotinentzugserscheinungen
gelitten hat.

Es ist Zeit, dass Sie
sich **SELBST LIEBEN,**
SELBST SCHÄTZEN
und **SELBST HEILEN**.

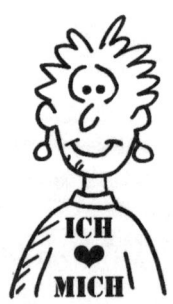

Bisher haben Sie immer die
Bedürfnisse anderer in den
Vordergrund gestellt.

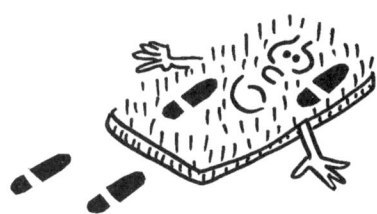

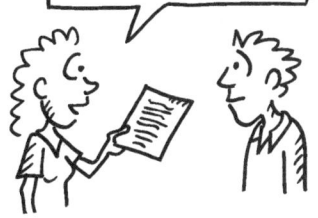

*Hier ist der Vertrag.
Ich erwarte, dass du
mich liebst, schätzt,
respektierst, rettest
und mich heilst ...*

Sie haben an sich selbst
GEZWEIFELT, sich
VERNACHLÄSSIGT und –
das Schlimmste – immer
GEHOFFT, dass sich ein
anderer darum kümmert,
dass es Ihnen **GUT** geht.

Doch man wird Sie nur
SCHÄTZEN, wenn Sie sich
SELBST SCHÄTZEN.

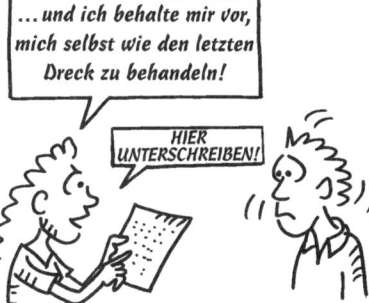

*... und ich behalte mir vor,
mich selbst wie den letzten
Dreck zu behandeln!*

*HIER
UNTERSCHREIBEN!*

NICHTS und
NIEMAND *ZWINGT* Sie
zu rauchen.

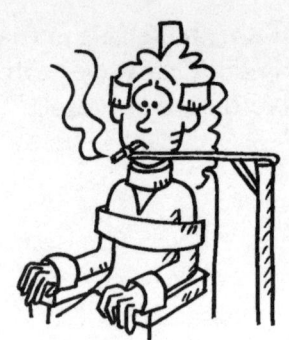

Nun **KENNEN** Sie die **WAHRHEIT**
über die **NIKOTINFALLE**, und Sie haben die WAHL.

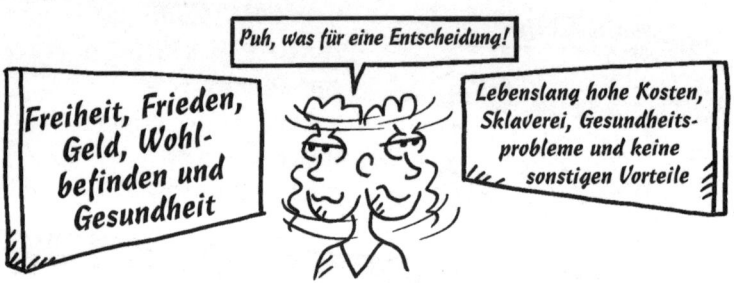

Welche **LIEBEVOLLE** Handlung möchten Sie
für sich selbst ausführen?

**SIE SIND *ES WERT*, GESUND,
GLÜCKLICH und FREI ZU SEIN!**

Und nun die
GUTE NACHRICHT.

Sobald Sie mit dem Rauchen aufgehört haben,
dauert es nur wenige **STUNDEN,**
bis sich das Nikotin aus Ihrem Körper schleicht.

Ihr Körper ist ein
**GROSSARTIGER, SICH
SELBST REPARIERENDER**
Mechanismus, der sich
SOFORT daranmacht,
den entstandenen
Schaden zu **BEHEBEN.**

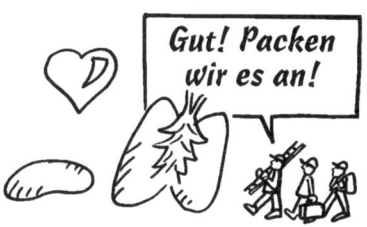

In der Tat ist es ein Wunder,
dass Ihr Körper das Rauchen überhaupt aushält!

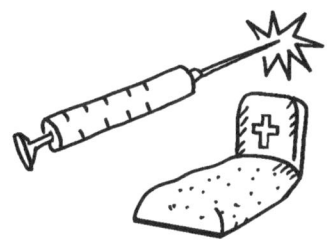

Würden Sie sich das Nikotin
einer **EINZIGEN ZIGARETTE**
direkt in eine Vene injizieren,
hätte das eine
TÖDLICHE Wirkung.

Ganz zu schweigen von den Tausenden Toxinen
und Chemikalien (darunter Rattengift),
die in jeder Zigarette enthalten sind.

ES IST ZEIT

AUFZUWACHEN!

**RAUCHEN WIRD IHNEN NIEMALS
DAS GEFÜHL VERLEIHEN,
VOLLSTÄNDIG ZU SEIN.**

Rauchen bedeutet Elend

ES GIBT *NICHTS*,
WORAUF SIE
VERZICHTEN MÜSSTEN!

SIE KÖNNEN
ALLES
GEWINNEN!

**NUN KENNEN SIE DIE WAHRHEIT,
WARUM SOLLTEN SIE
NOCH RAUCHEN WOLLEN?!**

AUF WAS SIE SICH NOCH FREUEN KÖNNEN,
WENN SIE NICHTRAUCHERIN SIND:

Sie werden sich selbst
mehr respektieren.

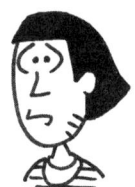

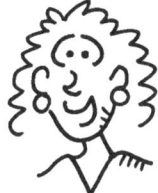

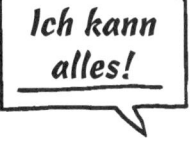

Sie werden über mehr
Selbstvertrauen verfügen.

Sie werden keine Sklavin
mehr sein.

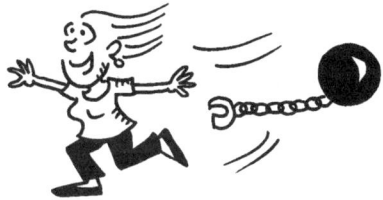

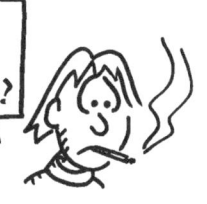

Der dunkle Schatten der
Angst wird sich verziehen.

UND DAS LEBEN WIRD IN ALLEN BEREICHEN
SO UNENDLICH BESSER!

Aus dem Haus mit dem Kleinen

Okay, mit dem **GROSSEN MONSTER**,
dem **GEHIRNWÄSCHER**, sind wir nun fertig.
Mit dem **KLEINEN MONSTER**,
den **KÖRPERLICHEN ENTZUGSERSCHEINUNGEN**,
haben wir ein noch leichteres Spiel.

NATÜRLICH wird es sich ein
paar Tage lang **BEKLAGEN**,
wenn Sie ihm den
NACHSCHUB verweigern.

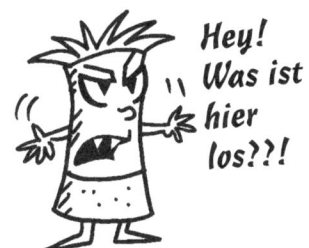

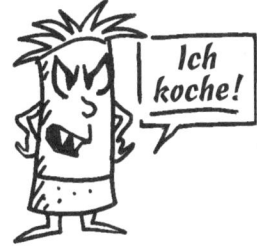

Es bekommt **NICHT**,
was es will,
und **ÄRGERT** sich!

Es ist gewohnt, dass Sie
nach seiner Pfeife tanzen.
Es kennt kein **NEIN**.

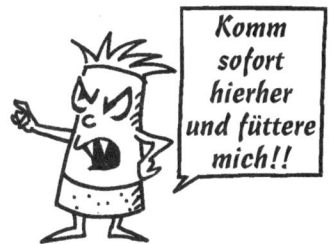

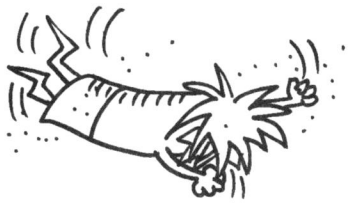

Vielleicht bekommt
es sogar einen
oder zwei
TOBSUCHTSANFÄLLE.

Es wird **ALLES** versuchen,
um seine **DOSIS** zu bekommen!

Es wird **FLIRTEN**…

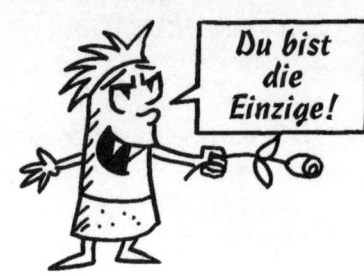

Ich halte
es nicht
aus!

… es wird **JAMMERN**…

… es wird **BEHAUPTEN**,
sich um Sie zu **SORGEN**…

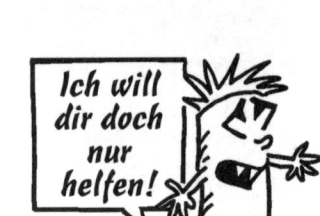

Ach bitte!!
Nur
EINE!

… es wird sogar **BETTELN**.

WAS IST ALSO ZU TUN?

Denken Sie
nicht…

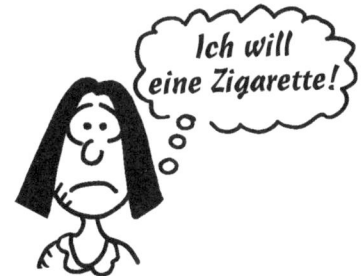

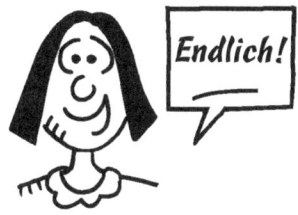

…sondern sehen Sie es
als **POSITIVES ZEICHEN**,
dass der **ALBTRAUM**
ein Ende hat.

Das Monster tobt,
weil es **STERBEN** wird!
(Keine Sorge,
Entzugserscheinungen
machen sich keine
Woche lang bemerkbar.)

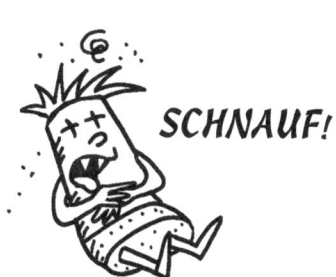

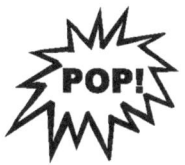

Sie werden es
**VERHUNGERN
LASSEN**.

Was sollen Sie tun?

FREUEN SIE SICH!

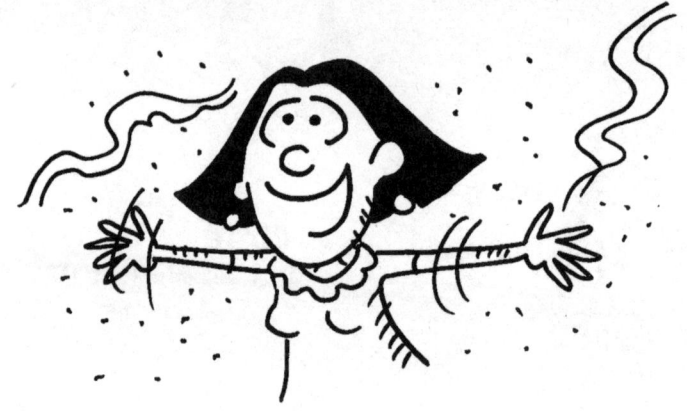

Es ist **VORBEI!**

**SIE WERDEN NIE,
NIE MEHR WIEDER DIESE ALTEN ÄNGSTE,
ZWEIFEL UND KÄMPFE DURCHMACHEN MÜSSEN.**

SIE SIND
DIE SIEGERIN!!!

Vorbereitungen zum Start

HERZLICHEN GLÜCKWUNSCH!

Sie sind im Begriff,
SICH IHR LEBEN ZURÜCKZUEROBERN.

In Kürze werden Sie
in eine **SAUBERE,
FRISCHE LUFT** abheben.

Sie sind kurz davor,
die **BESTE ENTSCHEIDUNG**
Ihres Lebens zu treffen.

Sie werden sich gleich
für **IMMER** aus dem
Nikotingefängnis befreien.

Nicht mehr lange, und Sie sind…

FREI!!

Es ist ganz **NORMAL**, wenn Ihnen in diesem Moment
etwas **BANGE** ist. Sie werden in eine völlig neue
Lebensform eintreten. Doch zweifeln Sie **NIEMALS** daran,
dass dies die **BESTE ENTSCHEIDUNG** ist,
die Sie jemals getroffen haben.

Sie müssen es **EINFACH NUR TUN.**

WENN SIE ABER IMMER NOCH DENKEN …

dass Sie eine Art »Opfer« bringen,
dass Sie sich einen kleinen Vorrat »für den Notfall«
aufbewahren sollten,
dass »nur eine« schon nicht schaden wird,

dass Rauchen Ihnen irgendeinen Vorteil bietet,

dass Sie »kontrolliert« rauchen können,

dass es Ihnen mit Zigaretten besser gehe als ohne …

… DANN SIND SIE NOCH NICHT BEREIT.
SIE HABEN DEN »DREH« NOCH NICHT RAUS.

LESEN SIE DIESES BUCH NOCH EINMAL VON VORNE.
DENKEN SIE DARÜBER NACH.
MACHEN SIE SICH NOTIZEN.

**VERPASSEN SIE NICHT DIE CHANCE,
SICH ZU BEFREIEN!**

BEREIT?

Und wie!

TOLL!

Hier sind Ihre letzten Anweisungen,
bevor Sie an den **START** gehen:

**BEREITEN SIE SICH AUF
DIE TRICKS DES
KLEINEN MONSTERS VOR**

**UNTERSCHÄTZEN SIE DIESEN KERL
NICHT.** Er gehört nicht zu Ihren
FREUNDEN. Er hat Ihnen viele Jahre
lang Frieden, Vitalität und Wohl-
befinden geraubt und wird erst damit
aufhören, wenn er Sie oder Sie ihn
UMGEBRACHT haben.

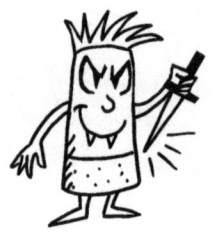

ÖFFNEN SIE IHM NIEMALS WIEDER DIE TÜR!

**HÖREN SIE MIT EINEM
HOCHGEFÜHL AUF**

Überprüfen Sie Ihre Einstellung.
Das ist eine **GUTE** Sache! Warum
sollten Sie **VORBEHALTE** haben?
Es passiert **NICHTS SCHLIMMES.**
FREUEN Sie sich darauf!

**VERSUCHEN SIE NICHT,
RAUCHERN ODER SITUATIONEN,
IN DENEN GERAUCHT WIRD,
AUS DEM WEG ZU GEHEN.**

Gehen Sie aus, und haben
Sie wie gewohnt Spaß
dabei, auch wenn Sie von
Rauchern umzingelt sind.
Machen Sie sich klar,
dass sie es sind, die
auf etwas **VERZICHTEN**
müssen, nicht Sie!

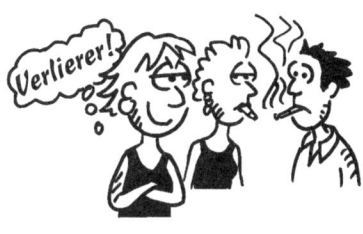

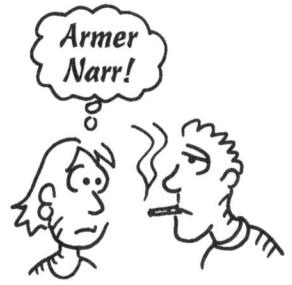

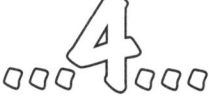

**BENEIDEN SIE
DIE RAUCHER NICHT.**

Warum sollten Sie
jemanden beneiden,
der im Gefängnis sitzt?
Wissen Sie was?
Der muss **SIE** beneiden!

**DENKEN SIE IMMER DARAN:
»NUR EINE«
ZIGARETTE GIBT ES NICHT.**

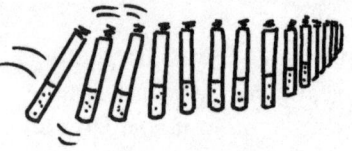

Wenn Sie sich »nur eine«
anstecken, haben Sie das
Verlangen nach noch einer
und noch einer
und noch einer ...

**BEFRIEDIGEN SIE DIESES VERLANGEN EIN EINZIGES
MAL, WIRD ES *NIEMALS* AUFHÖREN!**

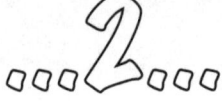

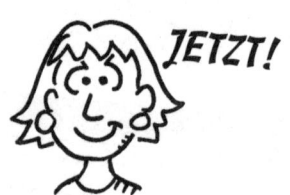

**SCHIEBEN SIE ES NICHT
AUF DIE LANGE BANK,
NICHTRAUCHERIN ZU WERDEN**

Sie sind Nichtraucherin ab dem
MOMENT, in dem Sie aufhören,
das kleine Monster zu füttern.

**UM NICHTRAUCHERIN ZU WERDEN,
STECKEN SIE SICH EINFACH NIE MEHR
DIE NÄCHSTE ZIGARETTE AN!**

**MACHEN SIE SICH
KEINE SORGEN, WENN SIE
NOCH EINE WEILE
AN DAS RAUCHEN DENKEN**

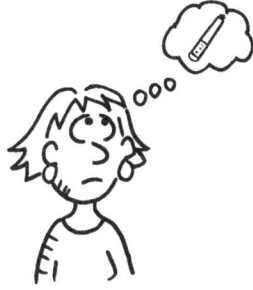

Als **NICHTRAUCHERIN** werden
Sie noch an das Rauchen denken,
immerhin ist es lange Zeit
ein bestimmender Faktor in
Ihrem Leben gewesen.

Doch Sie müssen **ANDERS**
daran denken.

SO MÜSSEN SIE DARAN DENKEN:

*Gott
sei Dank
ist es
vorbei!!*

Gut, alles klar zum Start?

DANN LEGEN WIR LOS!

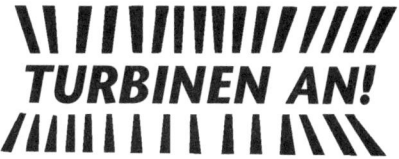

Das Ritual

Endlich!

Gleich rauchen Sie
IHRE LETZTE ZIGARETTE!

Daraus machen wir ein kleines **RITUAL**...

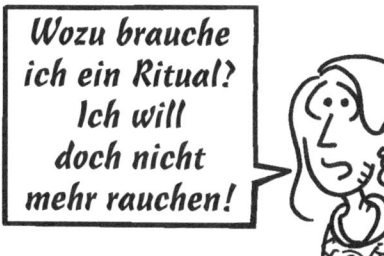

Wozu brauche ich ein Ritual? Ich will doch nicht mehr rauchen!

Das Ritual festigt
Ihre Überzeugung:

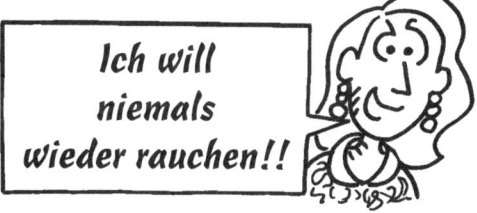

Ich will niemals wieder rauchen!!

Falls Sie bis jetzt noch geraucht haben,
Ihnen die Lust darauf aber schon vergangen ist,
haben Sie hiermit Gelegenheit, es sich selbst zu beweisen.
Falls Sie schon seit einigen Tagen nicht mehr rauchen,
bekräftigen Sie nun Ihre Entscheidung,
niemals mehr zu rauchen.

STECKEN Sie sich nun die letzte Zigarette **AN**.

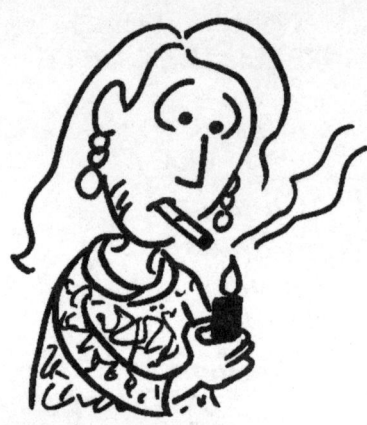

Achten Sie ganz bewusst darauf, wie **ÜBEL** sie schmeckt,
wie **SCHEUSSLICH** sie riecht und wie sie Ihrem
wertvollen Körper in vielerlei Hinsicht **SCHADET**.

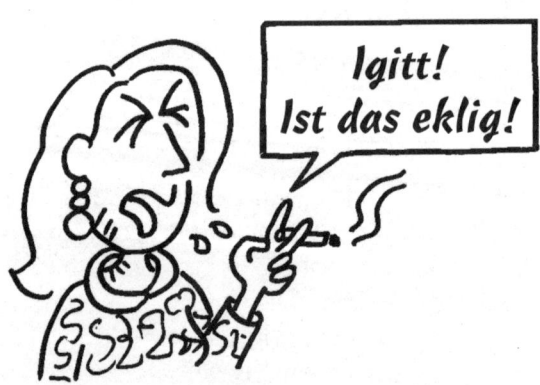

DRÜCKEN Sie nun die Zigarette
VOLLER FREUDE AUS!

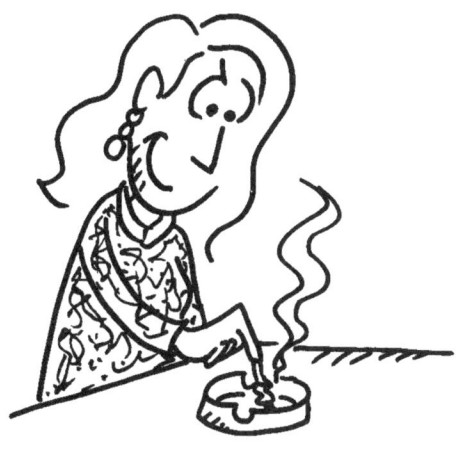

Sammeln Sie **ALLES** zusammen,
was mit dem **RAUCHEN** zu tun hat,
und werfen Sie es weg!

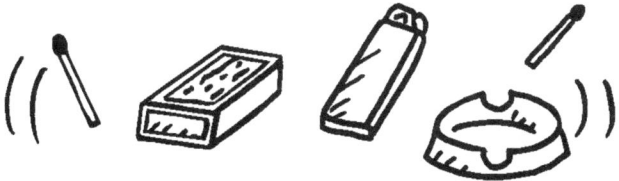

Vielleicht ist Ihnen nun nach Tanzen zumute!

Tun Sie es!!!

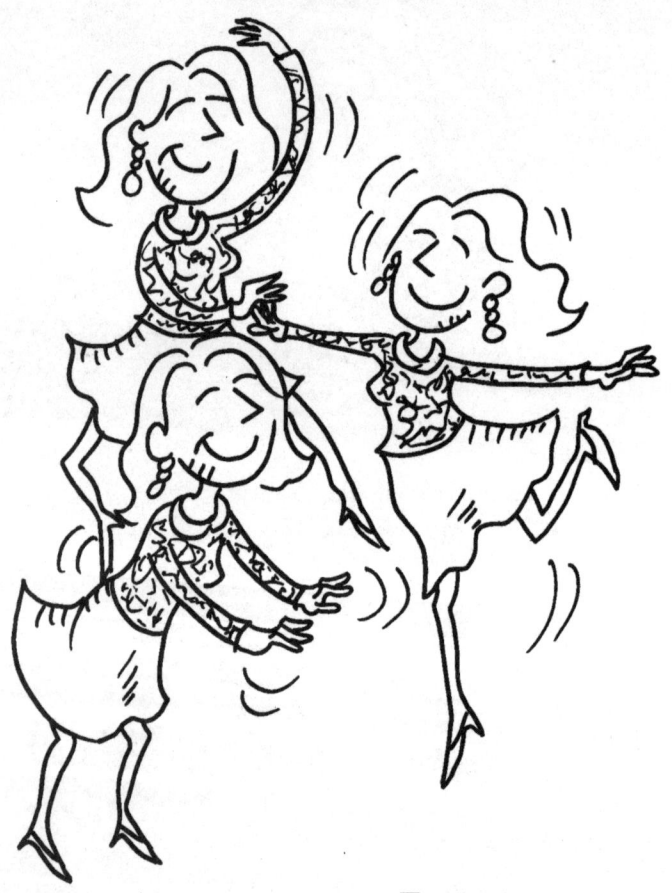

ZIEHEN Sie jetzt die **STINKENDEN KLEIDER** aus.

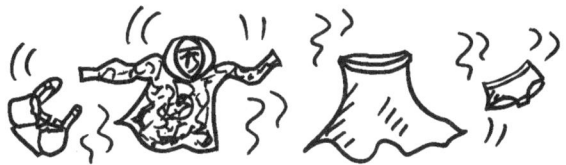

Nehmen Sie ein **LANGES,
WOHLTUENDES BAD**.

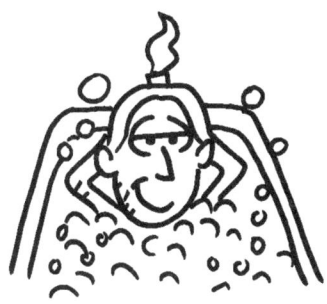

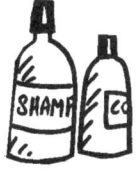 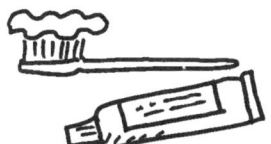

WASCHEN Sie   **PUTZEN** SIE
sich die **HAARE**.   SICH DIE **ZÄHNE**.

GENIESSEN Sie, wie **SAUBER** und **FRISCH**,
wie **FREI** Sie sich fühlen!

NUN DÜSEN SIE AB INS LEBEN,

SIE SIND DIE ...

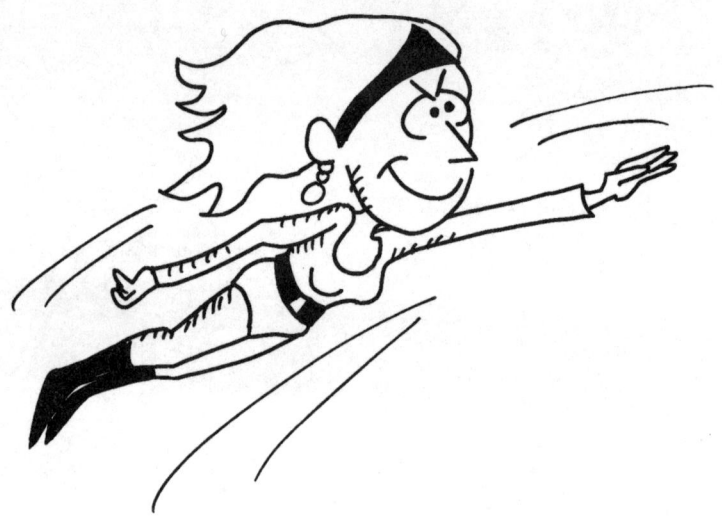

... SUPERFRAU!

Register

Allen-Carr-Nichtraucherseminare

Die Nichtraucherseminare nach der Methode von Allen Carr stellen eine ideale Ergänzung dar, wenn Sie das Gefühl haben, zwar alles zu verstehen, aber die Umsetzung Schwierigkeiten bereitet. Sie können ein Seminar auch begleitend besuchen, wenn Sie Ihre Erfolge festigen wollen. Oder alternativ, wenn Sie eine persönliche Betreuung wünschen. Allen Carr's Easyway Nichtraucherseminare dauern nur einmalig sechs Stunden und beinhalten eine Geld-zurück-Garantie. Sie werden seit 1993 mit sehr großem Erfolg im deutschsprachigen Raum durchgeführt. Seit dem Jahr 2003 werden die Allen-Carr-Seminare vom Bundesverband der Betriebskrankenkassen als Präventionsmaßnahme nach § 20 Abs. 1 SGBV anerkannt. Versicherte erhalten auf Nachfrage einen Zuschuss zum Seminar von ihrer Kasse.

Kontaktieren Sie uns

Unverbindliche und kostenlose Informationen über die Seminare, Standorte und Termine erfahren Sie unter den kostenfreien Hotline-Nummern:

Deutschland:
08000-7282436
RAUCHEN

Österreich/Schweiz:
0800-7282436
RAUCHEN

Allen Carr's Easyway Deutschland
Kirchenweg 41, D-83026 Rosenheim
Tel.: +49/ (0)8031 / 901 90-0
Fax: +49/ (0)8031 / 901 90-90
E-mail: info@allen-carr.de • **www.allen-carr.de**

Allen Carr's Easyway Österreich
Triesterstraße 42, A-8724 Spielberg
Tel.: +43/(0)3512 / 447 55
Fax: +43/(0)3512 / 447 55-14
E-mail: info@allen-carr.at • **www.allen-carr.at**

Allen Carr's Easyway Schweiz
Tösstalstraße 23, CH-8483 Kollbrunn
Tel. +41 (0)52 / 38 33 773
Fax +41 (0)52 / 38 33 774
E-Mail: info@allen-carr.ch • **www.allen-carr.ch**

Drei gute Gründe für Allen-Carr-Nichtraucherseminare

Anerkannt

In Deutschland wird Allen Carr vom Bundesverband der Betriebskrankenkassen anerkannt. Über 500 Unternehmen aus dem deutschsprachigen Raum wie IBM, Daimler Chrysler, Henkel, Siemens, Voest Alpine, ÖAMTC uvm. setzen Allen Carr erfolgreich für die Gesundheit ihrer Mitarbeiter ein.

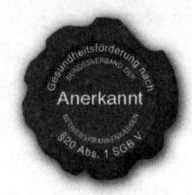

Kompetent

Alle Allen-Carr-Trainer waren selbst Raucher und verstehen, was Sie fühlen. Sie haben das Laster am eigenen Leib miterlebt. Das Trainerteam besteht aus erfahrenen Praktikern, darunter Ärzte, Psychologen und Pädagogen. Zusätzlich werden alle Allen Carr-Trainer intensiv von uns ausgebildet.
Auch nach dem Kurs sind wir für Sie da. Als Seminarteilnehmer steht Ihnen unsere Trainer-Helpline zur Verfügung.

Erfolgreich

Mehrere Millionen Raucher auf der ganzen Welt haben Allen Carr bereits kennen gelernt. Der Erfolg der Methode wird inzwischen durch umfangreiche wissenschaftliche Studien bestätigt und in einem internationalen Blatt veröffentlicht. Seit 1993 gibt es Allen Carr auch im deutschsprachigen Raum. Inzwischen finden regelmäßig Kurse in fast jeder größeren Stadt in Deutschland, Österreich und der Schweiz statt.

Leicht und einfach aufhören

Keine „Aversionstherapie", kein NLP, keine Hypnose oder Akupunktur, keine Hilfsmittel wie Nikotinpflaster oder Kaugummis. Wir erzählen Ihnen auch nicht, dass Rauchen gesundheitsschädlich ist oder ein Vermögen kostet – das wissen Sie bereits. Die Allen-Carr-Methode lässt Sie erkennen, weshalb Sie rauchen, warum es bisher so schwer war, damit aufzuhören und was Sie tun müssen, um ganz einfach für den Rest Ihres Lebens damit Schluss machen zu können.

Jeder Allen-Carr-Trainer hat mit dieser Methode das Rauchen beendet. Nur wer selbst geraucht hat, kann verstehen, was Sie fühlen.

Ein 6-stündiger Kurs – das war's?

Für die meisten Teilnehmer reichen tatsächlich diese 6 Stunden, um für immer Nichtraucher zu sein. Und das ohne Entzugserscheinungen. Und sollte es nicht gleich klappen, bieten wir Ihnen zwei kostenlose Aufbauseminare, die Sie zum Ziel führen.

Geld-zurück-Garantie

Den Betrag, den ein durchschnittlicher Raucher in drei Monaten für Zigaretten ausgibt, investieren Sie in ein Allen-Carr-Nichtraucherseminar, und Sie sind für immer frei. Sollte es beim ersten Mal nicht klappen, bieten wir Ihnen zwei kostenlose Aufbauseminare. Sollten alle drei Seminare innerhalb von drei Monaten erfolglos sein, bekommen Sie mit unserer Geld-zurück-Garantie Ihre gesamte Kursgebühr zurück. Sie sehen, Sie können nur gewinnen.

Reicht für die meisten Teilnehmer	Bei Bedarf	Bei Bedarf
Haupt-seminar	Aufbau-seminar I	Aufbau-seminar II

Geld-zurück-Garantie

3 Monate

GUTSCHEIN

Wenn Sie sich für ein Allen-Carr-Seminar anmelden und bei der Anmeldung unter dem Stichwort „Carr-Leser" folgende Frage richtig beantworten, dann erhalten Sie einen Nachlass von

EUR **10,-**/SFR **20,-**
auf den Seminarpreis.

Frage: Welche Nationalität hat Allen Carr?

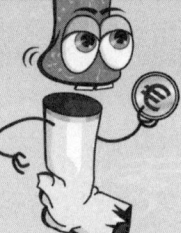

A = Englisch

B = Russisch

Einfach Nichtraucher

| Feedback

Wir freuen uns immer, wenn es wieder ein Raucher geschafft hat, sich aus der Nikotinfalle zu befreien. Sie haben wirklich etwas Großartiges erreicht. Wir würden diese Freude gerne mit Ihnen teilen und ein Feedback von Ihnen erhalten. Senden Sie uns doch bitte unten stehenden Abschnitt an folgende Adresse:

Allen Carr´s Easyway Deutschland
Erich Kellermann
Kirchenweg 41
D-83026 Rosenheim

Liebes Allen-Carr-Team,
HURRA, ICH BIN NICHTRAUCHER!

Name:

Adresse:

Bemerkungen:

Allen Carrs Easyway International
Internationale Website: www.allencarr.com

AUSTRALIEN

Australisches Hauptstadtterritorium, Tasmanien, Victoria
> Gail Morris
Tel.: +61 (0)3 9894 8866
Freephone: 1300 790 565
E-Mail: info@allencarr.com.au

Nord-Queensland
> Tara Pickard-Clark
Tel.: 1300 851 175
E-Mail: nqld@allencarr.com.au

Südaustralien
> Phillip Collins
Tel.: +61 (0)8 8341 0898
Freephone: 1300 886 031
E-Mail: sa@allencarr.com.au

Süd-Queensland
> Jonathan Wills
Tel.: 1300 855 806
E-Mail: sqld@allencarr@com.au

Sydney
> Natalie Clays
Tel. & Fax: 1300 785 180
E-Mail: nsw@allencarr.com.au

Westaustralien
> Dianne Fisher
Tel.: 1300 557 801
E-Mail: wa@allencarr.com.au

BELGIEN

Antwerpen
> Dirk Nielandt
Tel.: +32 (0)3 281 6255
Fax: +32 (0)3 744 0608
E-Mail: easyway@dirknielandt.be

BULGARIEN
> Stoyan Tonev
Tel.: 0800 14104
E-Mail: stoyan@easyway.bg

CHILE
> Claudia Sarmiento
E-Mail: contacto@allencarr.cl

DÄNEMARK
> Mette Fonss
Tel.: +45 7026 7711
E-Mail: mette@easyway.dk

ECUADOR
> Ingrid Wittich
Tel. & Fax: +593 (0)2 2820 920
E-Mail: toisan@pi.pro.ec

FRANKREICH
Freephone: 0800 FUMEUR
> Erick Serre & Team
Tel.: +33 (0)4 9133 5455
E-Mail: info@allencarr.fr

GRIECHENLAND
> Panos Tzouras
Tel.: +30 210 522 4087
E-Mail: panos@allencarr.gr

GROSSBRITANNIEN
Freephone: 0800 389 2115

Aylesbury, Cambridge, Derby, High Wycombe, Milton Keynes, Northampton, Nottingham, Oxford, Peterborough, Stevenage
> Kim Bennett, Emma Sole
Tel.: 0800 0197 017
E-Mail: kim@easywaybucks.co.uk

Belfast
> *Tara Evers-Cheung*
Tel.: 0845 094 3244
E-Mail: tara@easywayni.com

Birmingham
> *John Dicey, Colleen Dwyer, Crispin Hay, Rob Fielding*
Tel. & Fax: +44 (0)121 423 1227
E-Mail: easywayadmin@tiscali.co.uk

Bournemouth, Southampton
> *John Dicey, Colleen Dwyer, Sam Carroll, Emma Sole, James Pyper*
Tel.: 0800 028 7257 / +44 (0)1425 272 757
E-Mail: easywayadmin@tiscali.co.uk

Brighton
> *John Dicey, Colleen Dwyer, Sam Carroll, Emma Sole, James Pyper*
Tel.: 0800 028 7257
E-Mail: easywayadmin@tiscali.co.uk

Bristol, Cardiff, Swindon
> *Charles Holdsworth Hunt*
Tel.: +44 (0)117 950 1441
E-Mail: stopsmoking@easywaybristol.co.uk

Coventry
> *Rob Fielding*
Tel.: 0800 321 3007
E-Mail: info@easywaycoventry.co.uk

Crewe, Shrewsbury, Stoke, Telford
> *Debbie Brewer-West*
Tel.: +44 (0)1270 501 487
E-Mail: debbie@easyway2stopsmoking.co.uk

Cumbria
> *Mark Keen*
Tel.: 0800 077 6187
E-Mail: mark@easywaycumbria.co.uk

Essex, Portsmouth, Watford
Tel.: 0800 389 2115
www.allencarr.com

Exeter
> Charles Holdsworth Hunt
Tel.: +44 (0)117 950 1441
E-Mail: stopsmoking@easywayexeter.co.uk

Heathrow, Staines
> *John Dicey, Colleen Dwyer, Sam Carroll, Emma Sole, James Pyper*
Tel.: 0800 028 7257

Ipswich
> *David Piper, Gary Harris*
Tel.: 0800 389 2115
E-Mail: info@easywaysuffolk.co.uk

Kent
> *John Dicey, Colleen Dwyer, Sam Carroll, Emma Sole, James Pyper*
Tel.: 0800 028 7257

Lancashire, Southport
> *Mark Keen*
Tel.: 0800 077 6187
E-Mail: mark@easywaylancashire.co.uk

Leeds
> *Rob Groves*
Tel.: 0800 804 6796
E-Mail: stopsmoking@easyway-yorkshire.co.uk

Leicester
> *Rob Fielding*
Tel.: 0800 321 3007
E-Mail: info@easywayleicester.co.uk

Lincoln
> *Rob Fielding*
Tel.: 0800 321 3007

Liverpool
> *Mark Keen*
Tel.: 0800 077 6187
E-Mail:
mark@easywayliverpool.co.uk

London
> *John Dicey, Sue Bolshaw, Sam Carroll, Colleen Dwyer, Crispin Hay, Emma Sole, Rob Fielding, James Pyper*
Tel.: +44 (0)20 8944 7761
Fax: +44 (0)20 8944 8619
E-Mail: mail@allencarr.com

Manchester
> *Rob Groves*
Freephone: 0800 804 6796
E-Mail: stopsmoking@easyway-manchester.co.uk

Newcastle, North East England
> *Tony Attrill*
Tel. & Fax: +44 (0)191 581 0449
E-Mail: info@stopsmoking-uk.net

Norwich
> *David Piper, Gary Harris*
Tel.: 0800 389 2115
E-Mail: info@easywaynorfolk.co.uk

Reading
> *John Dicey, Colleen Dwyer, Sam Carroll, Emma Sole, James Pyper*
Tel.: 0800 028 7257

Schottland
Edinburgh, Glasgow
> *Paul Melvin, Jim McCreadie*
Tel.: +44 (0)131 449 7858
E-Mail: info@easywayscotland.co.uk

Sheffield
> *Rob Groves*
Freephone: 0800 804 6796
E-Mail: stopsmoking@easyway-yorkshire.co.uk

Surrey
Wie London + *Jenny Rutherford*

Worcester
> *Rob Fielding*
Tel.: 0800 321 3007

INDIEN

Bengaluru, Chennai
> *Suresh Shottam*
Tel.: +91 (0)80 41540624
E-Mail:
corp@easywaytostopsmoking.co.in

IRLAND

Dublin, Cork
> *Brenda Sweeney & Team*
Tel.: +353 (0)1 499 9010 / 1890
EASYWAY (379 929)
E-Mail: info@allencarr.ie

ISLAND

Reykjavik
> *Petur Einarsson*
Tel.: +354 553 9590
E-Mail: easyway@easyway.is

ISRAEL
> *Ramy Romanovsky, Orit Rozen, Shahaf Ashkenazi, Kinneret Triffon*
Tel.: +972 (0)3 546 7771
E-Mail: info@allencarr.co.il

ITALIEN
> *Francesca Cesati*
Tel. & Fax: +39 (0)2 7060 2438
E-Mail: info@easywayitalia.com

JAPAN
> *Miho Shimada*
Tel.: +81 3 3507 4020
E-Mail: info@allen-carr.jp

KANADA
Freephone: 1 866 666 4299
> *Damian O'Hara*
Tel.: +1 905 849 7736
E-Mail: info@theeasyway-
tostopsmoking.com

KOLUMBIEN

Bogota
> *Jose Manuel Duran*
Tel.: +57 1 245 6910
E-Mail:
easywaycolombia@cable.net.co

LITAUEN
www.allencarr.com

MAURITIUS
> *Heidi Houreau*
Tel.: +230 727 5103
E-Mail:
allencarrmauritius@yahoo.com

MEXIKO
> *Jorge Davo, Mario Campuzano*
Otero
Tel.: +52 55 2623 0631
E-Mail: info@allencarr-mexico.com

NEUSEELAND

Auckland
> *Vickie Macrae*
Tel.: +64 (0)9 817 5396
E-Mail: vickie@easywaynz.co.nz

Christchurch
> *Laurence Cooke*
Tel.: +64 (0)3 326 5464
E-Mail: laurence@easyway-
southisland.co.nz

NIEDERLANDE

Amsterdam
> *Eveline de Mooij*
Tel.: +31 (0)20 465 4665
Fax: +31 (0)20 465 6682
E-Mail: amsterdam@allencarr.nl

Nimwegen
> *Jacqueline van den Bosch*
Tel.: +31 (0)24 360 3305
E-Mail: nijmegen@allencarr.nl

Rotterdam
> *Kitty van't Hof*
Tel.: +31 (0)10 244 0709
Fax: +31 (0)10 244 0710
E-Mail: rotterdam@allencarr.nl

Utrecht
> *Paula Rooduijn*
Tel.: +31 (0)35 602 9458
E-Mail: soest@allencarr.nl

NORWEGEN

Oslo
> *Laila Thorsen*
Tel.: +47 23 272 939
E-Mail: post@easyway-norge.no

POLEN
> *Anna Kabat*
Tel.: +48 (0)22 621 3611
E-Mail: info@allen-carr.pl

PORTUGAL

Porto
> *Ria Slof*
Tel.: +351 22 995 8698
E-Mail:
info@comodeixardefumar.com

SCHWEDEN

Göteborg, Malmö
Tel.: +46 (0)31 240 100
E-Mail: info@allencarr.nu

Stockholm
> *Nina Ljingquist*
Tel.: +46 (0)8 5999 5731
E-Mail: info@allencarr.se

SERBIEN

Belgrad
Tel.: +381 (0)11 308 8686
E-Mail:
milos.rakovic@allencarr-
serbia.com / office@allencarr.co.yu

SINGAPUR
> *Pam Oei*
www.allencarr.com

SLOWAKEI
> *Adriana Dubecka*
Tel.: +421 911 325 248 / +421 911
FAJCIT
E-Mail: terapeut@allencarr.sk

SPANIEN
www.allencarr.com

SÜDAFRIKA
Helpline: 0861 100 200

Kapstadt
> *Dr. Charles Nel*
Tel.: +27 (0)21 851 5883
Mobil: 083 600 5555
E-Mail: easyway@allencarr.co.za

TSCHECHIEN
> *Adriana Dubecka*
Tel.: +42 (0)774 568 748 / +42 (0)774
KOURIT
E-Mail: terapeut@allencarr.cz

TÜRKEI
> *Emre Ustunucar*
Tel.: +90 212 358 5307
E-Mail: info@allencarrturkiye.com

USA
Helpline: 1 866 666 4299
> *Damian O'Hara*
E-Mail:
info@theeasywaytostopsmoking.com

ZYPERN
> *Kyriacos Michaelides*
Tel.: +35 7777 7830
E-Mail: info@allencarr.com.cy

Für einen starken Auftritt

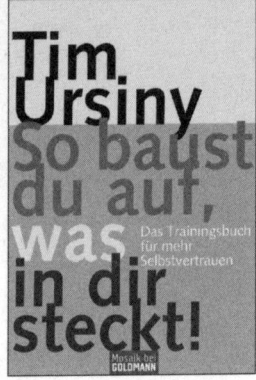

16854

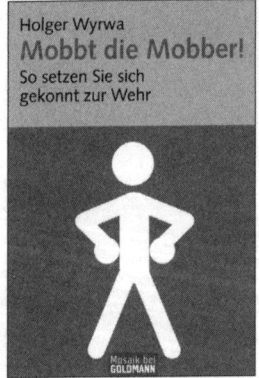

16804

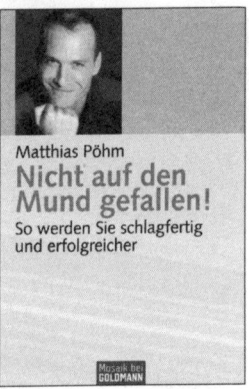

16575

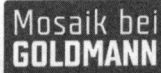

Besser Leben mit Allen Carr

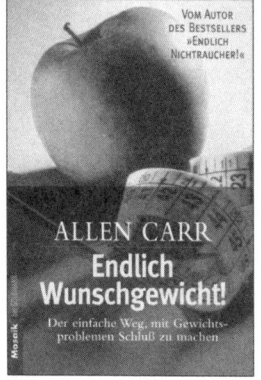

16117

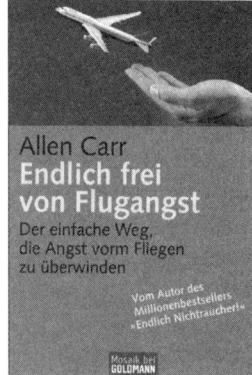

16288

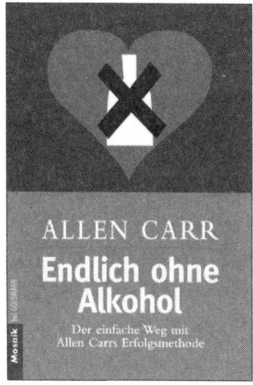

16503

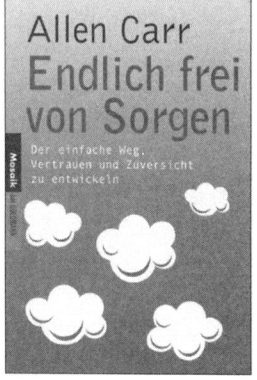

16433

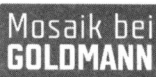